分娩镇痛技术与管理规范

主编　姚尚龙　沈晓凤

科学技术文献出版社
SCIENTIFIC AND TECHNICAL DOCUMENTATION PRESS
·北京·

图书在版编目（CIP）数据

分娩镇痛技术与管理规范/姚尚龙，沈晓凤主编．—北京：科学技术文献出版社，2020.6（2020.12重印）

ISBN 978-7-5189-6793-3

Ⅰ.①分… Ⅱ.①姚… ②沈… Ⅲ.①分娩—疼痛—治疗 Ⅳ.①R714.305

中国版本图书馆 CIP 数据核字（2020）第 091429 号

分娩镇痛技术与管理规范

策划编辑：崔 静 刘 伶　责任编辑：王 培　责任校对：张吲哚　责任出版：张志平

出 版 者　科学技术文献出版社
地　　址　北京市复兴路 15 号　邮编 100038
编 务 部　（010）58882938，58882087（传真）
发 行 部　（010）58882868，58882870（传真）
邮 购 部　（010）58882873
官方网址　www. stdp. com. cn
发 行 者　科学技术文献出版社发行　全国各地新华书店经销
印 刷 者　北京虎彩文化传播有限公司
版　　次　2020 年 6 月第 1 版　2020 年 12 月第 3 次印刷
开　　本　787×1092　1/16
字　　数　176 千
印　　张　9. 25
书　　号　ISBN 978-7-5189-6793-3
定　　价　58. 00 元

《分娩镇痛技术与管理规范》

编委会

胡明品　温州医科大学附属第二医院
景宇淼　首都医科大学附属北京妇产医院
雷东旭　广州市妇女儿童医疗中心
李爱媛　湖南省妇幼保健院
李海冰　同济大学附属第一妇婴保健院
李淑英　四川大学华西第二医院
林雪梅　四川大学华西第二医院
曲　元　北京大学第一医院
饶婉宜　浙江大学医学院附属妇产科医院
孙　申　复旦大学附属妇产科医院
伍　静　华中科技大学同济医学院附属协和医院
伍绍文　首都医科大学附属北京妇产医院
徐世琴　南京医科大学附属妇产医院
严海雅　宁波市妇女儿童医院
姚伟瑜　泉州玛柯迩妇产医院
赵　茵　华中科技大学同济医学院附属协和医院
赵青松　同济大学附属第一妇婴保健院
郑声星　温州医科大学附属第二医院
周春秀　南京医科大学附属妇产医院

秘　书

冯善武　南京医科大学附属妇产医院

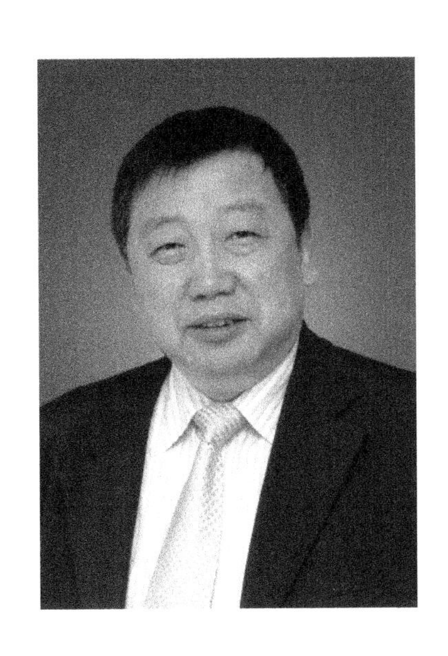

主编简介

姚尚龙，主任医师、教授、博士生导师、华中学者特聘教授，华中科技大学协和医院麻醉与危重病医学研究所所长。湖北省第一层次医学领军人才，享受国务院特殊津贴，卫生健康委有特殊贡献的中青年专家。获得“2015中国消除贫困奖”，受到习近平总书记接见。获得中央电视台2015“最美医师”称号。

现任卫生健康委麻醉质控中心副主任，中国高等教育学会会长，吴阶平医学基金会麻醉与危重病学部主任委员，全国卫生专业技术资格考试麻醉学专家委员会主任委员，中国医师协会分娩镇痛专家工作委员会主任委员，湖北省麻醉质控中心主任。曾任中华医学会麻醉学分会副主任委员，中国医师协会麻醉学医师分会第三任会长。

先后主持7项国家自然科学基金项目（其中1项为国家自然科学基金重点项目）和10余项省部级课题。先后获科技奖励10余项，包括湖北省科技进步奖、技术发明奖一等奖各1项，中华医学会科技进步奖三等奖、教育部提名科技进步奖二等奖、湖北省科技进步奖二等奖、三等奖等，获专利5项。

主编或参编专著与教材30余部。现任《中华麻醉学杂志》副主编、《临床麻醉学杂志》副主编、《国际麻醉与复苏》副主编、《中国医刊》副主编、《中华生物医学工程杂志》副主编，其他20本杂志编委。培养博士和硕士研究生近150名。发表论文400余篇，其中80余篇被SCI收录。

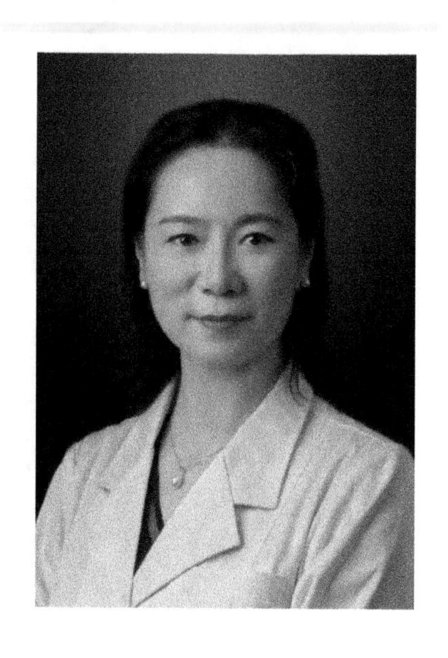

主编简介

沈晓凤，主任医师、副教授、硕士研究生导师，现任南京医科大学附属妇产医院麻醉科主任。

为卫生健康委分娩镇痛专家委员会委员、中国医师协会分娩镇痛专家委员会委员、中华医学会麻醉专业委员会疼痛学组委员、中国妇幼保健协会麻醉与镇痛专业委员会副主任委员、江苏省卫生健康委员会分娩镇痛专家组组长、江苏省妇幼保健协会分娩镇痛专业委员会主任委员、江苏省医学会麻醉专业委员会常务委员、江苏省中西医结合学会疼痛专业委员会常务委员、江苏省医学会麻醉专业委员会产科学组及疼痛学组副组长、江苏省麻醉科医疗质量控制中心专家组委员、江苏省医师协会委员、江苏省医学会疼痛专科委员会委员、南京医学会疼痛专业委员会副主任委员、南京市麻醉质量控制委员会委员。

担任《中华麻醉杂志》《临床麻醉学杂志》编委，《产科麻醉学》副主编，主编学术专著《阴道分娩疼痛管理》，参编《2017 版中国麻醉学指南与专家共识》，执笔撰写《分娩镇痛专家共识》。发表文章 140 余篇，其中 SCI 收录论文 10 篇。

获得中华医学科技奖、全国妇幼健康奖、江苏省科技进步奖、江苏省医学科技奖、江苏省医学新技术引进奖、南京市科技进步奖等 10 余项奖励。获得专利 6 项。

序

长期以来，产妇分娩期间的剧烈疼痛往往被人们忽略，产妇分娩所经历的精神和肉体上的痛苦没有得到足够的重视，这种痛苦是生育妇女一生中难忘的记忆，而分娩疼痛给产妇心理和生理带来的创伤直接影响了母胎的健康。世界卫生组织确定，到 2015 年“人人享受生殖健康”的全球共同奋斗目标，提出“分娩镇痛，人人有权享受”的口号。随着医学的进步，产妇对分娩镇痛舒适化医疗的需求也越来越迫切。

分娩镇痛已有 100 多年的历史，从人们观念的改变到医疗技术的提高，经历了一个漫长的过程。目前，发达国家已将分娩镇痛作为常规医疗项目，而我国分娩镇痛的开展远不能满足广大产妇舒适化医疗的需求。由于分娩疼痛，导致相当一部分产妇对分娩产生担忧和恐惧，非医学指征剖宫产居高不下。2018 年，国家卫生健康委员会办公厅下发《关于开展分娩镇痛试点工作的通知》（国卫办医函〔2018〕1009 号），积极推进分娩镇痛在我国的推广应用。目的是减少产妇分娩中的痛苦，保障母胎安全，降低产妇因产痛而选择剖宫产分娩率，降低产钳率和侧切率，提高产妇满意度，促进我国优生医学的发展。

《分娩镇痛技术与管理规范》内容涵盖分娩镇痛管理体系、规章制度、质量控制标准、技术操作规范、常见不良反应和并发症及其处理、母胎紧急情况的救治与处理等。

该书由国内长期从事产科麻醉临床一线的专家编写，充分体现了科学性、权威性、实用性。相信该书对进一步规范和指导医护人员的分娩镇痛操作及管理、提高分娩镇痛技术水平、减少和防范医疗差错，能起到重要的指导作用，并为广大产妇舒适、快乐地分娩提供安全保障。这既是一本学术专著，又是一本管理规范，对规范分娩镇痛管理、保障母胎安全、提高我国分娩镇痛水平将起到积极推进作用。

江苏省卫生健康委员会

兰青

2019 年 9 月 10 日

前言

舒适化医疗是临床关注的热点，既体现精湛的医疗技术，又充满医学人文关怀。长期以来，分娩疼痛被误认为是天经地义、必然的生理过程。然而，分娩疼痛不仅给产妇心理和生理带来巨大的创伤，影响产妇的康复；也会在一定程度上增加剖宫产率。1995 年，世界卫生组织要求：到 2015 年"人人享受生殖健康"，提出"分娩镇痛，人人有权享受"的口号。欧美发达国家分娩镇痛已经基本普及，而我国分娩镇痛的开展远远不能满足广大产妇舒适化医疗的需求。

为满足人们对美好生活的追求，国家卫生健康委员会办公厅下发《关于开展分娩镇痛试点工作的通知》(国卫办医函〔2018〕1009 号)，积极推进分娩镇痛在我国的推广应用。为了配合文件的贯彻落实，进一步规范分娩镇痛相关诊疗行为，确保母胎安全，规范分娩镇痛的操作技术及优化管理流程，提高围产期医疗质量和服务水平，我们编写了《分娩镇痛技术与管理规范》一书。这是关于分娩镇痛技术操作规范的学术专著，由国内长期从事产科麻醉的临床一线专家编写，凝集多位专家多年的心血及宝贵的临床经验。本书内容实用、紧密贴近临床，并结合国内外最新相关指南规范，对于规范安全地实施分娩镇痛、促进优生优育、体现人文关怀、保障母胎安全和健康具有重要指导价值。

"二孩"政策给我们带来新的挑战，如瘢痕子宫和高危产妇分娩镇痛，分娩镇痛过程中发生紧急情况转剖宫产的麻醉，非椎管内分娩镇痛和孕产妇及新生儿心肺复苏。本书是在各位专家多年临床实践的基础上，结合最新理论成果，全面、系统地介绍分娩镇痛管理的学术专著，对于规范、安全地开展分娩镇痛具有重要的临床指导价值。

推广分娩镇痛技术是 2019 年医疗工作重点项目之一。要积极推广并安全做好这项工作，让广大产妇能早日在温馨的环境下，安全舒适没有痛苦地享受分娩得子的快乐。让《分娩镇痛技术与管理规范》更好地指导临床工作，让更多的产妇享受分娩镇痛带来的舒适感。

全书共有 18 个章节，内容涵盖分娩疼痛的机制及对母胎的影响、分娩镇痛管理体系、规章制度、质量控制标准、技术操作规范、常见不良反应和并发症及其处理、母胎紧急情况的救治与处理、分娩镇痛期间的产程管理等。

本书难免有不足之处，请读者及时反馈给我们，以便再版时修改。

最后，衷心感谢参与编写的、付出努力的各位专家！

2019 年 9 月 10 日

目 录

第一章　分娩镇痛概况

分娩虽是正常的生理过程，但分娩过程中产生的疼痛具有疼痛级别高、持续时间长的特点，在此过程中由于生理反应和外界刺激，孕妇常出现焦虑、紧张、恐惧、情绪波动等情况，还会出现过度通气，导致耗氧量增加，孕产妇会出现产程延长、宫缩乏力，严重者甚至造成母体和胎儿内环境紊乱，发生胎儿窘迫等。同时，分娩疼痛是产后抑郁症的一个重要诱因，不仅危害母体，对胎儿及产妇家庭均会带来诸多不利。我国剖宫产率居高不下并畸形发展的一个重要原因就是产妇对产痛的恐惧，这种畸形上升的剖宫产率不仅没有使产妇与新生儿的安全性得到提高，反而使剖宫产产妇和新生儿发生伤亡及术后并发症的危险性增加。2010 年世界卫生组织发布的一项调查显示，中国剖宫产率高达 46.2%，居世界第一，中国无手术指征剖宫产的比例占全部剖宫产资料的 11.7%。在进行剖宫产的社会因素中，产妇不能忍受分娩疼痛成为第一原因。研究表明，在产妇中合理实施分娩镇痛是降低剖宫产率的有效手段，因此，推广实施分娩镇痛具有非常重要的临床意义和社会意义。

现今所用的分娩镇痛方法可分为两大类，即非药物分娩镇痛法和药物分娩镇痛法。非药物分娩镇痛法指利用产前心理精神治疗、暗示、自由体位、Doula 陪伴分娩、Lamaze 呼吸镇痛法、音乐、按摩等进行分娩镇痛；药物分娩镇痛法指利用麻醉性镇痛药、麻醉药或神经阻滞等进行分娩镇痛。理想的分娩镇痛包括：对母胎影响小，产妇清醒，可参与生产全过程；易于给药，起效快，作用可靠，满足整个产程镇痛的要求；避免运动神经的阻滞，不影响宫缩与产妇运动；必要时可以满足手术要求。但是产科用药有其特殊的要求，加之分娩过程是一个较复杂的生理过程，目前还没有一种镇痛方法完全达到以上要求。

1847 年，Simpson 历史上第一次成功地将氯仿应用于分娩镇痛。20 世纪 80 年代末，美国已经大范围开展分娩镇痛，哈佛大学附属医院在 1989 年就已在 4 万名产妇身上应用可行走硬膜外镇痛。所谓可行走硬膜外镇痛，就是指这种镇痛甚至能让产妇在必要时下地行走，意味着感觉—运动分离的麻醉技术已经非常成熟。1994 年，该医院 70%以上的产妇均接受这种镇痛方式，效果令人非常满意。现在，在欧洲和美国，分娩镇痛的普及率已经达到 85%以上，部分地区甚至高达 95%，对于大多数欧美母亲来说，分娩不再是一个令人痛苦不堪的过程，医学的发展终于把人类从所有哺乳动物的痛苦中解救了出来。

我国的分娩镇痛技术起步于20世纪50年代。1952年，山东省成立无痛分娩法推行委员会，推广苏联“精神预防性”无痛分娩法。1959年，延安出现了利用针灸为产妇分娩镇痛。1963年，张光波教授在北京医科大学第一医院(今北京大学第一医院)开始了硬膜外阻滞分娩镇痛的研究，并在翌年写出论文《连续硬膜外阻滞用于无痛分娩的探讨》，第一次在中国证实了分娩镇痛的可行性。她被认为是中国“无痛分娩第一人”。但其当时的研究并未正式发表，分娩镇痛也没有得到应有的重视。几十年来，我国在产科镇痛领域取得了一定的进展，各种镇痛方式、方法在不同医院已应用于临床，但其重视程度和发展水平极不平衡，“产痛”被视为“正常过程”而被忽视的问题依然存在，2015年，卫生计生委提供的数据是，中国无痛分娩率尚不足10%，而在欧美国家这一数据已超过85%。

随着近年我国大力推行分娩镇痛技术和理念，分娩镇痛率有所提高，但即使在北京这样的发达城市，分娩镇痛率仍不足10%，在全国开展分娩镇痛的数据调查十分必要。分娩镇痛技术及技术以外的很多客观因素，如传统观念落后、医疗体制不健全、政策导向滞后、医护人员短缺、无收费标准等成为我国分娩镇痛率低的重要原因。我国开展分娩镇痛的医疗机构基本局限在妇幼专科医院，综合医院麻醉科开展此项业务者寥寥无几。2016年，姚尚龙教授发起的“快乐产房，舒适分娩”项目得到了卫生计生委人口发展中心的支持，已有300余家医院参与其中，参与医院的分娩镇痛量增加了15%。我们要全面推广分娩镇痛，让产妇远离疼痛，把幸福温馨还给产妇。在中华医学会麻醉学分会产科麻醉学组的支持下，由徐铭军教授发起的“康乐分娩镇痛全国推广”项目的足迹已走过海口、长春、延边、呼和浩特、天津、包头、西宁、临沂、乌鲁木齐等城市，以临床演示结合理论授课推动分娩镇痛在各地区开展。由美国胡灵群教授发起的“无痛分娩中国行”，带来了一些新观念，对普及分娩镇痛起到了积极的作用。分娩镇痛具有极大的社会效益，也有明显的经济效益。产科麻醉与分娩镇痛学术会议的广泛开展及诸多措施促进了我国分娩镇痛的快速发展。

2018年，卫生健康委发布了《关于开展分娩镇痛试点工作的通知》，同时印发了《分娩镇痛技术操作规范》《分娩镇痛技术管理规范》等4个文件。《关于开展分娩镇痛试点工作的通知》提出，2018—2020年，在全国范围内遴选一定数量的医院开展分娩镇痛诊疗试点工作，试点医院应在2020年年底前达到分娩镇痛技术操作和管理规范要求，而且椎管内分娩镇痛率≥40%。为进一步规范分娩镇痛相关诊疗行为，提升产妇分娩诊疗水平，优化与完善医院分娩镇痛的整体管理流程，提高围产期医疗服务质量提出了新的指导和标准。这将推动我国分娩镇痛的快速发展。随着医学模式的转换，医学技术水平的进步，彻底解决“产痛”这个多学科交融的问题应能得以实现。

随着人们生活水平和医疗条件的提高，人们对健康及母胎保健的需求日益增加，产妇对产科的服务要求也越来越高。而分娩是一个复杂的、有众多因素干扰的特殊生理过程。分娩疼痛是动态变化的，与多种因素相关。近年来，分娩镇痛的方法与研究越来越多，并取得了一些成果，在产程镇痛中发挥了一定的作用。但分娩镇痛始终未能达到理想的状态，因此，还要不断地丰富相关知识、完善相关技能、促进交叉学科的发展，从而促进分娩镇痛技术的个性化和优质化，为每位产妇实施最佳的镇痛方案，努力促进全产程镇痛的推广，不断优化分娩镇痛的方法、方式，体现人文关怀，让产妇的分娩经历愉快而难忘。

（姚尚龙　伍　静）

参考文献

[1] 孟凌新,崔健君.分娩镇痛对胎儿和新生儿的影响.中国实用妇科与产科杂志,2000,16(2):102-104.

[2] 刘兴会，吴连方．分娩镇痛的临床应用与管理．中华妇产科杂志，2005(6)：362-364.

[3] LUMBIGANON P，LAOPAIBOON M，GÜLMEZOGLU AM，et al. Method of delivery and pregnancy outcomes in Asia：the WHO global survey on maternal and perinatal health 2007-2008. Lancet，2010，375(9713)：490-499.

[4] MELZACK R，BELANGER E. Labour pain：correlations with menstrual pain and acute low-back pain before and during pregnancy. Pain，1989，36(2)：225-229.

[5] 彭岚岚，乐江华，胡东月凌，等．非药物无创性分娩镇痛的研究进展．当代医学，2018，24(18)：185-186.

[6] 沈晓凤，姚尚龙．分娩镇痛专家共识(2016 版)．临床麻醉学杂志，2016，32(8)：816-818.

[7] BEILIN Y，HALPERN S. Ropivacaine versus bupivacaine for epidural labor analgesia. Anesthesia & analgesia，2010，111(2)：482-487.

[8] Committee on Practice Bulletins-Obstetrics. Practice bulletin No. 177：obsteric analgesia and anesthesia. Obster gynecol，2017，129(4)：e73-e89.

[9] CAPOGNA G，STIRPARO S. Techniques for the maintenance of epidural labor analgesia. Current opinion in anaesthesiology，2013，26(3)：261-267.

[10] HU L Q，FLOOD P，LI Y，et al. No Pain Labor & Delivery：a global health initiative' s impact on clinical outcomes in China. Anesth analg，2016，122(6)：1931-1938.

[11] 姚尚龙，武庆平．中国产科麻醉现状及挑战．临床麻醉学杂志，2016，32(8)：734-737.

[12] 徐铭军．阴道分娩镇痛相关热点问题．中国实用妇科与产科杂志，2012，28(2)：110-115.

[13] 徐铭军，姚尚龙．中国分娩镇痛现状分析与实施策略．中国医刊，2016，51(8)：4-7.

第二章　分娩镇痛管理体系

分娩镇痛技术的规模化实施需要医院具备一套完整的组织管理体系，包括硬件设施、人力资源、规章制度等。目前，国内尚无可依循的行业规范，行业规范的制定和实施是保障分娩镇痛技术广泛开展的必要条件之一。本章立足医疗机构及其医师开展椎管内分娩镇痛诊疗技术的基本要求，在《分娩镇痛技术管理规范》的基础上，从硬件设施、人员配备及镇痛工作等几个方面构建分娩镇痛的管理体系，让分娩镇痛从传统的单项镇痛技术，逐步完善成为一整套完整的疼痛管理体系，以期保证医疗质量与医疗安全，不断完善优化分娩镇痛管理和服务流程。

一、医疗机构基本要求

倡导创建"分娩镇痛管理体系"，整个体系的建立需要医院自上而下、全方位的管理及运作。现代化产房的管理和配备，包括产房的硬件设施、人员配备及镇痛工作的完善，是安全实施分娩镇痛并保证医疗质量的基础。麻醉医师进驻产房不仅为产妇提供了更多的舒适化服务和医疗，完善了产房的管理和流程，能够对产程中的产妇进行帮助，更重要的是，麻醉医师在产房工作更多地保证了母胎安全。

按照下述标准打造现代化产房，严格执行相关规定和要求，必将给更多的综合医院和专科医院的产科麻醉及产房工作带来安全保障，为国内各级医院开展分娩镇痛工作、培养产科麻醉医师及设计安全舒适的现代化产房提供更多的依据和指导意见。

1. 医疗机构开展椎管内分娩镇痛应当与其功能、任务相适应。

2. 二级、三级综合医院，妇幼保健院或者妇产专科医院，有卫生健康行政部门核准登记的与椎管内分娩镇痛相关的诊疗科目。

3. 对开展椎管内分娩镇痛的医疗机构设施设备、药品的基本要求有以下几个方面。

（1）基本设施要求：实施椎管内分娩镇痛临床工作的基本设施包括具有完善消毒条件的独立操作空间，按照院内感染控制制度对产房进行院感监测与管理。实施分娩镇痛的麻醉医师应佩戴帽子、口罩、戴无菌手套进行操作，操作时按照椎管内麻醉标准严格执行无菌原则，防止感染发生。

（2）基本设备要求：实施椎管内分娩镇痛临床工作的基本设备包括以下几个方面。多功能监护仪；供氧设备，包括中心供氧/氧气瓶、鼻吸氧管、吸氧面罩；吸引设备，包括负压吸引器、吸引管、吸痰管；椎管内镇痛穿刺包、镇痛泵；胎心监护仪、新生儿抢救复苏设备；抢救车，包括抢救物品及药品；气管插管设备，包括喉镜、气管导管、口咽通气管、喉罩、困难气道器具等；医疗区域内具有麻醉机和除颤器等。抢救设备由专人负责维护、定期检查并做登记。

(3)基本药品和应急药品要求：实施椎管内分娩镇痛的基本药品和处理意外或并发症的应急药品包括以下几种。静脉输液用液体；局部麻醉药(利多卡因、罗哌卡因、丁哌卡因等)；阿片类药物(芬太尼、舒芬太尼等)；急救类药品(麻黄碱、阿托品、去氧肾上腺素、肾上腺素、咪达唑仑、脂肪乳剂等)；消毒液。毒麻药管理按照国家规范要求执行。所有药品由专人负责维护补充、定期检查并做登记。

二、人员资质要求与职责分工

在分娩镇痛管理体系当中，人力资源的基本组成为：院领导及医院有关行政管理部门(医务处、物价组、改革办公室等部门)和医院辅助科室(供应科、设备处、药房及检验科室等)，而直接参与分娩镇痛的科室是麻醉科和产科。分娩镇痛技术体现了麻醉医学与产科医学的相互交叉和相互渗透，促进了产科医学和麻醉医学的共同发展。

分娩镇痛工作的良好开展与分娩镇痛团队的共同协作密不可分，多学科团队包括麻醉科医师、产科医生、助产士，分工明确，各司其职。麻醉护士的配备也很重要。麻醉护士不仅可以很好地配合麻醉医师的工作，而且在紧急情况下能够协助麻醉医师准备物品进行抢救。多学科团队合作能充分发挥各专业在产妇治疗及照护过程中的优势，促进相关学科的沟通与交流，有效规范各学科专业人员对产妇的处理意见，提高各学科合作的默契程度和产妇满意度。加强管理和团队协作，方能确保母胎安全。

(一)人员资质要求

1. 麻醉科医师资质要求

(1)取得医师执业证书，执业范围为麻醉科专业，执业地点为申请单位。

(2)高年住院医师及以上职称，经科室评估、医院授权，具备独立从事分娩镇痛的能力。

(3)具备相关抢救复苏经验或接受过抢救复苏培训。

(4)具有毒麻类药品处方权。

2. 其他卫生专业技术人员的资质要求　配合实施椎管内分娩镇痛的相关护理人员、产科医生应当取得相关证书及资质，并经过椎管内分娩镇痛相关系统培训，同时具备抢救复苏经验或经过相关培训。

(二)职责分工

麻醉医师与麻醉护士的工作职责建议如下。

1. 麻醉医师

(1)进行分娩镇痛前的评估工作(可在麻醉门诊或产房进行)。

(2)向产妇及家属介绍分娩镇痛的相关知识，告知风险，签署知情同意书。

(3)专人操作及管理，包括遵循椎管内分娩镇痛诊疗常规进行操作，给药后至少床旁观察30 min。运动神经阻滞及疼痛评分，根据产妇疼痛情况调整镇痛药的剂量及浓度。提供24 h技术服务。

(4)分娩镇痛期间产妇发生危急情况实施剖宫产手术的麻醉。

(5)参与产妇异常情况的抢救。

(6)完成分娩镇痛的记录。

2. 麻醉科护士

(1)协助麻醉医师完成分娩镇痛的操作。

(2)配置镇痛泵。

(3)巡视观察产妇生命体征、母体的异常情况并及时汇报麻醉医师。协助麻醉医师进行镇痛评分，产妇疼痛加剧时及时通知麻醉医师等。

(4)协助麻醉医师完成危急情况“即刻剖宫产手术”麻醉。

(5)登记、收费。

(6)镇痛药物及毒麻药物管理、登记、发放，物品、药品的补充，设备的清洁与保养。

(7)分娩镇痛后对产妇的随访，了解产妇满意度及并发症等。

产科医生及助产士工作职责建议如下。

1. 产科医生

(1)门诊期间的孕前检查、孕期产检、孕期筛查、分娩镇痛宣教。

(2)入院期间对产妇分娩方式的评估。

(3)分娩期间严密监测产程进展。

2. 助产士

(1)调整产妇体位为侧卧或半坐位、吸氧，监测产妇生命体征、宫缩、胎心等，进行镇痛评分，产妇疼痛加剧时及时通知麻醉医师。

(2)协助监测和处理可能相关并发症，如产时发热、一过性胎心下降、尿潴留等。

(3)严密监测产程进展，调整宫缩。

(4)执行麻醉医师或产科医生相关医嘱，出现异常情况及时上报。

(5)条件容许时可增加导乐陪伴分娩。

三、技术管理基本要求

分娩镇痛医疗服务体系建立的基础是完善相关的规章制度，制定合理的实施规范。除了上文已阐述的人员资质要求和职责分工外，还包括分娩镇痛的工作程序及具体内容、分娩镇痛的工作常规、麻醉药品的管理制度、会诊制度、知情同意制度、报告制度、医护人员的业务培训制度等。这些制度成为将医疗风险降至最低的可靠保证。

1. 严格遵守椎管内分娩镇痛技术操作规范，掌握椎管内分娩镇痛的适应证和禁忌证。包括：实施椎管内分娩镇痛前，必须向产妇或其法定监护人、代理人告知椎管内分娩镇痛技术的风险、获益、围镇痛期注意事项、可能发生的并发症和预防措施等；签署知情同意书；操作开始前应对接受分娩镇痛的产妇进行充分评估，严格遵守操作规范及相应的适应证和禁忌证。此外，有条件开展麻醉咨询门诊的机构可开设产前分娩镇痛咨询门诊。

2. 实施椎管内分娩镇痛必须使用经国家药品监督管理部门注册的专业设备、耗材和药品。

3. 椎管内分娩镇痛应由具有椎管内分娩镇痛临床实施能力的麻醉专业医师实施。实施前应当全面评估产妇病情，制定完善的镇痛方案，并具备预防并发症的措施。

4. 加强椎管内分娩镇痛的质量管理，建立健全的镇痛后随访制度，并按规定进行随访、记录。

包括下面几个方面内容。

(1)产房内 24 h 有麻醉医师提供技术服务。

(2)产程过程中的镇痛管理应由麻醉医师与产科医生/助产士/护士共同完成。

(3)分娩镇痛后产程过程中应定期(0.5~2 h)监测产妇生命体征、胎心及宫缩情况，随时处理并发症。

(4)完善交接班制度，应对镇痛实施情况及疼痛控制情况进行详细交接并记录。

(5)严格执行知情同意制度，具备独立、专用的知情同意书，并且由具有独立行为能力的病患本人或经病患本人授权的责任人签署。

(6)完善病历书写。

(7)建立健全的镇痛后随访制度，接受镇痛的产妇在分娩第二日应该常规进行随访、记录并处理可能出现的并发症，随访可由麻醉医师/麻醉护士完成。

(8)建立登记制度，定期对产妇选择、并发症发生情况、医疗文书完成情况、分娩镇痛实施质量、产妇满意度进行总结回顾和评价。

5. 医疗机构和医师应当按规定接受卫生健康行政部门或相关专业质控中心的检查评估，包括产妇选择、并发症发生情况、医疗事故发生情况、随访情况等。

6. 临床医师实施椎管内分娩镇痛需按规定及时填写、签署医学文书，不得隐匿、伪造、销毁医学文书和有关资料。专用的分娩镇痛记录单应包括如下内容：产妇的基本信息；镇痛前评估；椎管内操作具体情况；药物应用和镇痛泵配置情况及并发症处理；镇痛效果和安全性评价；产妇接受分娩镇痛后 30 min 内的生命体征；爆发痛的处理，并发症及随访。此记录应作为病历的一部分进行保存。

7. 其他管理要求

(1)建立椎管内分娩镇痛药品、耗材登记制度，保证相关药品、耗材来源可追溯。

(2)不得重复使用一次性耗材。

(3)严格执行国家物价、财务政策制度。

(姚尚龙　伍　静)

第三章　分娩镇痛工作的各种制度

分娩镇痛是多部门相互配合、多学科交叉融合的系统性工程。为确保分娩镇痛的安全，所有开展分娩镇痛的医疗机构，均应将分娩镇痛工作纳入医院日常管理体系并建立健全相应的规章制度。除本书所涉及的操作流程、操作规范等制度和要求外，麻醉医师还应遵守其他基本医疗工作制度，特别是麻醉质控规范的基本制度，包括但不限于交接班制度、登记访视制度、知情同意制度、查对制度、麻醉药品及处方管理制度、请示报告及会诊制度等。只有建立和严格执行相关工作制度，才能将分娩镇痛工作标准化，从而最大限度地降低麻醉风险，提高工作效率，保障母胎安全。

一、交接班制度

1. 分娩镇痛所涉及的相关科室均应依次进行交接班工作。下级医师应就镇痛工作中的异常情况和潜在问题及时向上级医师汇报，对重点产妇应及时进行文字记录，并做好重点交班。

2. 接班医师应对已实施分娩镇痛的产妇进行访视，了解镇痛效果和产妇用药情况，书写尚未完成的病历。

3. 分娩镇痛实行 24 h 工作制，须设有值班医师。在产妇已实施椎管内分娩镇痛的情况下，值班医师应坚守岗位，不得随意脱岗或找人顶替，确有特殊原因需要离岗的，须经科室主任批准并完成交接工作后方可离开；如因其他医疗事务需暂时离开的，应向值班护士说明，在相关事务处理完毕后及时返回工作岗位。

4. 对违反规定的工作人员，相关科室应明确惩罚措施。

5. 如有异常医疗情况（如硬脊膜意外穿破），应和相关人员做好交接班工作并记录。

二、登记访视制度

1. 在实施分娩镇痛前，麻醉医师须对产妇进行访视，评估产妇基本情况，了解相关实验室检查结果（包括血常规和血小板计数、凝血功能指标等），脊柱形态与病变，既往病史，合并症，分娩时产力、产道及胎儿情况等，并与产科医生进行沟通，对分娩镇痛实施过程及之后可能出现的紧急情况形成基本预判和解决方案。

2. 麻醉医师访视后应将分娩镇痛的相关风险及镇痛效果告知产妇及其家属，并结合产妇实际情况做出重点说明，取得产妇及其家属的同意后签署知情同意书；同时，对产妇及其家属进行分娩镇痛的理念宣传，主动承担分娩镇痛的推广普及工作。

3. 麻醉医师应对所有实施分娩镇痛的产妇情况进行记录，包括：分娩镇痛的时间、围镇痛期产妇生理状态、产妇既往病史、穿刺情况、用药情况、镇痛泵的设置、镇痛评估及产妇满意度等。将上述情况统一记入病历，以保持病历完整性，便于随访追踪和医疗保护。

4. 麻醉医师应对实施分娩镇痛的产妇进行随访，包括产房内随访和病房内随访。产房内应全面评估产妇全产程镇痛情况，完成镇痛观察表的填写；产妇回到病房后应按时对产妇进行回访，了解产后出血情况、母胎产后状态、穿刺后不良反应、对分娩镇痛的满意度及对镇痛工作的建议等。

5. 接班医师应将登记访视作为分娩镇痛的常规工作，在交接班后应继续完成未完结事项，不得推诿懈怠。对违反此项工作制度，造成一定后果的医师应给予惩罚。

三、抢救制度

1. 开展分娩镇痛工作的相关科室应成立统一的医疗急救应急小组，配齐工作人员，在抢救时指导抢救工作的开展。

2. 抢救设备及药品平时应由专人负责保管、维护和补充，定期检查，并做好日常登记。

3. 对与分娩镇痛相关的急重症应制定抢救预案，包括应急处置、抢救程序、技术措施、必要的设备和组织安排等。

4. 在产妇出现紧急情况和严重病症时，值班助产士应首先通知产科医生和麻醉医师，并逐级上报医疗急救应急小组，由其统一指挥调度工作。

5. 抢救人员应第一时间按岗位职责到位，及时准确地开展抢救工作。主持抢救工作的医师应及时向家属说明产妇的病情变化、抢救过程和效果。抢救产妇时的口头医嘱，需经两方核实无误后，方可执行。

6. 为保证病历的准确、完整，抢救时应指定专人做好病历记录。抢救结束后，抢救人员应进行小结，填写抢救记录和危重病观察表。

四、麻醉用具、药品管理制度

1. 分娩镇痛工作涉及的各类麻醉药品编号应固定，由专人负责管理，定期检查并更新过期药品。涉及的麻醉用具也应定期检查和补充。

2. 麻醉药品和麻醉用具应当按照本书所列药品物品目录进行配置，分类、集中存放于无痛分娩药品车内，确保随时可用。

3. 麻醉药品和麻醉用具使用后，应由专人负责清点、填写和记录。

4. 麻醉药品的日常管理应严格遵守《麻醉药品管理办法》相关规定。

五、查对制度

1. 实施分娩镇痛前，麻醉医师应仔细阅读病历，详细了解产妇的病情和产程情况。产妇入室后，应核对其腕带、科室、床号、姓名、年龄等。

2. 使用相关麻醉药品时，应检查其质量、标签、失效时间。对不符合要求的药品应立即停止使用。所有麻醉药品的检查、清点、抽吸和使用，只能由麻醉医师或麻醉护士进行操作。

3. 给药前应询问产妇过敏史，给多种麻醉药物时要注意与其他已使用药物的配伍禁忌；给药后应随时注意用药后的不良反应。

4. 麻醉药物准备完成后必须进行“三查三对”(给药前、给药中、给药后)，严防错误发生。对于所有使用的麻醉药物，麻醉医师均应准确了解其作用，严格掌握药物适应证。

5. 麻醉无菌操作前，麻醉医师应核对无菌药品的灭菌日期和质量，检查无菌包有无破损。

如果产妇需要输血，输血前麻醉医师与巡回护士应进行“三查八对”，其中：“三查”包括查血的有效期、血的质量、输血袋的包装是否良好；“八对”包括核对献血员和产妇的姓名、贮血号、住院号、采血日期、血型、交叉配血结果、血的种类、剂量。

检查核对无误后，双方在交叉配血单上共同签全名后方可输血；输血后应严密观察产妇的反应，如出现不适症状，应立即停止输血，并留余血检查。供血者血样应保留至输血完毕后 24 h。

六、无菌管理制度

1. 产房应布局合理，严格划分非限制区、半限制区和限制区，区域间标示清晰，分娩镇痛操作必须在产房限制区内进行。

2. 产房工作人员及麻醉人员必须更换专用工作服、帽子、口罩、鞋方可入内。

3. 严格执行麻醉无菌物品管理要求，实行无菌物品专人管理。无菌物品应设专柜分类放置，按灭菌日期先后顺序排放。每周定期检查无菌物品有无过期及使用情况。

4. 碘酊、酒精棉球等应密封保存，每周更换 2 次，相应容器每周灭菌 2 次；无菌物品包一经打开要注明开启时间，超过 24 h 重新灭菌；无菌麻醉穿刺包一经打开，有效期为 1 h。

5. 抽出的局麻药液和开启的无菌液体，须注明开启时间。确保一人一药。

6. 麻醉医师实施分娩镇痛操作时，应严格限制产房人员数量，操作中限制不必要的人员走动。麻醉全流程均应严格执行无菌技术操作规程，麻醉医师在为每名产妇实施分娩镇痛操作前后，均应流水洗手，使用消毒剂消毒，并严格遵守职业防护原则。

7. 麻醉医师因事外出离开产房时，应更换衣服或穿外出衣。

8. 对麻醉操作产生的医疗垃圾应严格执行医疗废物分类、收集制度，确保在密封状态下安全转运。

（陈新忠　饶婉宜）

参考文献

[1] 沈晓凤，姚尚龙．分娩镇痛专家共识(2016 版). 临床麻醉学杂志，2016，32(8)：816-818.

[2] Committee on Practice Bulletins-Obstetrics. Practice Bulletin No. 177：Obstetric Analgesia and Anesthesia. Obstet gynecol. 2017，129(4)：e73-e89.

[3] PAUL K S，SHAWN T B，JAMES A S，et al. Basic clinical anesthesia. New York：Springer New York，2015：7-15.

第四章　分娩疼痛的产生及机制

分娩疼痛是指产妇在分娩过程中，由于子宫收缩、产道扩张及盆底和会阴受压等引起的疼痛。分娩疼痛不同于其他领域的疼痛，是人生经历中最严重的疼痛之一，仅次于烧灼痛，位居第二。分娩疼痛具有普遍性，疼痛的强度受环境、心理和生理因素的影响，大部分为中重度疼痛，少部分为剧烈疼痛，甚至达到痛不欲生的地步。

第一节　解剖生理学基础

分娩全过程包括从开始出现规律宫缩直至胎盘娩出，其所涉及的解剖位置受不同神经节段支配。

一、产程

1. 第一产程　规律宫缩开始到宫口开全，主要包括子宫肌层阵发性收缩、宫颈扩张、子宫下段形成，以及圆韧带受强烈牵拉而伸长。

2. 第二产程　宫颈口开全至胎儿娩出，此阶段除了子宫体的收缩及子宫下段的扩张外，胎儿先露部位可对盆腔和会阴组织产生压迫并伸展。

3. 第三产程　胎盘娩出，子宫体缩小，子宫内压力下降。

二、子宫和产道的神经支配

1. 子宫神经支配　子宫受交感和副交感神经支配，其中子宫体运动的交感神经纤维来自脊髓胸椎$_{5\sim10}$节段；子宫体感觉神经纤维经过盆腔神经丛、腹下神经丛、主动脉神经丛进入腰段和下胸段交感干，然后沿胸椎$_{10}$至腰椎$_{1}$脊神经向中枢传导；子宫颈的运动和感觉主要由骶椎$_{2\sim4}$副交感神经传导。

2. 阴道神经支配　阴道上部的感觉由骶椎$_{2\sim4}$发出的副交感神经传递，阴道下部则由骶椎$_{2\sim4}$脊神经传导。

3. 外阴及会阴部神经支配　外阴及会阴部的疼痛刺激由骶椎$_{1\sim4}$脊神经传导。

第二节　分娩疼痛产生及机制

子宫肌层阵发性收缩、宫颈进行性扩张、子宫下段形成，以及胎先露对盆腔和会阴的压迫等均可引起分娩疼痛，其在不同产程阶段具有不同的特点。分娩疼痛的强度受心理因素和生理因素的影响，其疼痛机制分为生理机制、心理机制和会阴侧切疼痛机制。

1. 生理机制　第一产程的疼痛来源于子宫肌层收缩和宫颈扩张，疼痛强度与子宫收缩力量、宫内压力强度有关。子宫平滑肌阵发性收缩和宫颈扩张的物理刺激，可导致子宫和宫颈局部缺血、缺氧，从而释放出某些化学物质，如组胺、缓激肽、5-羟色胺、前列腺素和炎性细胞因子等，宫颈和子宫扩张使子宫周围韧带、附件和腹膜壁层受到牵拉，骨盆内脏器官如膀胱、直肠、尿道的压迫拉伸，腰骶丛神经根的压迫及反射性骨骼肌痉挛等刺激生殖道神经末梢，形成神经冲动，支配子宫和宫颈的传入纤维与交感神经（下腹神经丛和腹主动脉神经丛）伴行，传递至脊髓的胸$_{10}$至腰$_{1}$神经根，再经脊髓上行纤维传至大脑，形成痛觉。疼痛主要是内脏痛，定位不确切，起于下腹部，随着产程的进展逐渐放射至腰骶部、臀部和大腿部。疼痛特点为钝痛或周身不适等。

第二产程的疼痛来源于子宫平滑肌痉挛性收缩，胎儿下降对盆腔和会阴部结构的拉伸和压迫进行性加重，以及和/或助产过程中器械所致。产道的扩张，筋膜、韧带和皮下组织被剧烈地拉伸和撕扯等数种因素，如胎儿体位、子宫缺血、子宫肌层血流减少、子宫系膜的炎性过程、心理因素和子宫的等长收缩等都可能与疼痛的程度相关。内脏和躯体神经末梢形成神经信号，经骶椎$_{2\sim4}$脊神经上传至中枢，形成躯体疼痛感觉，而由盆腔压力产生的大腿疼痛涉及的脊髓节段为腰椎$_{2}$至骶椎$_{3}$。胎儿下降和产道扩张等解剖形态的改变，作为伤害性刺激源，引发相邻组织如骶尾部、肛周甚至大腿上端产生疼痛不适。疼痛性质为躯体痛，疼痛特点为锐痛，较第一产程定位准确，主要集中在阴道、直肠和会阴部。

经历了第一、第二产程的极痛后，第三产程胎盘娩出，子宫体缩小，子宫内压力下降，痛觉显著减轻。

2. 心理机制　产妇因为疼痛、紧张、焦虑、恐惧情绪等引起交感-肾上腺髓质系统兴奋，促使肾上腺皮质激素、皮质醇及儿茶酚胺（去甲肾上腺素、肾上腺素和多巴胺）水平增高。多巴胺既是神经介质，又能直接致痛。α 受体兴奋使皮肤、腹腔脏器和肾脏小血管收缩。血液灌注量少，微循环缺血，导致前列腺素和炎性细胞因子等代谢产物增加，疼痛加剧。文化程度、情绪管控能力和分娩环境等也是影响分娩疼痛感知和应激反应强度不可忽略的因素。

3. 会阴侧切疼痛机制　会阴侧切术是产妇临产时常需要进行的一种小手术，可以对会阴严重撕裂进行有效预防和保护，但也可能造成创面出血、伤口血肿、伤口裂开、直肠阴道瘘、感染等并发症。会阴区组织疏松，血管、神经丰富，对疼痛极其敏感，因此会阴伤口疼痛成为产妇常见的主诉症状。疼痛主要表现为创伤痛、水肿性痛、血肿性痛、感染性痛、肠线未吸收痛和硬结性痛等。会阴侧切术后疼痛主要影响下肢活动，坐立和行走障碍最为多见。有 12. 8%的妇女在会阴侧切术后发生慢性疼痛，表明会阴侧切术后慢性疼痛是一个值得关注的健康问题。

第三节　分娩疼痛影响因素

在没有分娩镇痛的情况下，产妇经阴道分娩往往经历难以忍受的疼痛。分娩疼痛程度受生理因素、心理因素及环境因素的影响。

一、生理因素

分娩疼痛程度与产次、胎位、产道条件、产程、产程中的干预和既往的痛经史等有关。如初产妇和有痛经史的产妇往往体验到更强的疼痛。会阴区组织疏松，血管、神经丰富，对疼痛极其敏感。因此，会阴伤口疼痛成为产妇常见的主诉。骨盆狭窄、会阴阴道弹性欠佳者或胎儿较大时相对于一般产妇所受到的刺激更强，产程更长；自然临产者宫颈较软，产痛较轻，引产应用缩宫素宫缩疼更严重；产妇痛阈低者在分娩中感知的疼痛程度增加。

二、心理因素

产妇分娩时的心理状态和情绪可直接影响分娩疼痛的程度，恐惧焦虑会增加产妇对疼痛的敏感性，并影响其行为。宫缩时剧烈的疼痛、对分娩的过程感到害怕及对胎儿健康的担忧，都会增加产妇的压力和焦虑。焦虑会使痛阈降低，从而引起焦虑—疼痛加剧—更加焦虑的恶性循环。即越紧张疼痛越严重，而严重的疼痛又会增加紧张焦虑。对分娩缺乏认知和既往不愉快的体验都有可能加重分娩疼痛，接受过分娩培训、独立性强、善于管理情绪的产妇分娩时疼痛可以减轻。

三、环境因素

初产妇缺乏分娩经验，进入陌生的分娩室，尤其是没有开展分娩镇痛的医院，此起彼伏的叫声会增加恐惧心理，因此疼痛也变得更加激烈。相反，分娩室温馨的环境和亲人的陪伴可以减轻分娩疼痛。种族和文化也是影响产妇疼痛耐受和疼痛行为的因素，对分娩疼痛的接受能力和表达因种族的不同而异。意大利人、拉丁美洲人、非裔美国人、犹太人和地中海人对疼痛的反应强烈，而英国人、亚洲人、爱尔兰人、美国的印第安人、因纽特人往往毅力坚强且对疼痛更为耐受，疼痛行为表达更少。个体对疼痛的敏感性因教育水平和文化的不同而异，文化程度高的产妇比那些未接受过良好教育的产妇感受的疼痛更为剧烈。

（严海雅　冯善武）

参考文献

[1] 李双平，丁亚平，常艳，等．硬膜外麻醉分娩镇痛对初产妇会阴侧切率及产后疼痛的影响观察．中国妇幼保健，2018，33(22)：5076-5078.

[2] TURMO M，ECHEVARRIA M，RUBIO P，et al. Development of chronic pain after episiotomy. Rev esp anestesiol reanim，2015，62(8)：436-442.

[3] RAY-GRIFFITH S L，WENDEL M P，STOWE Z N，et al. Chronic pain during pregnancy：a review of the literature. International journal of women's health，2018(10)：153-164.

第五章　分娩疼痛对母胎的危害

长期以来，产妇分娩期间的剧烈疼痛往往被人们忽略，产妇分娩经历的精神和肉体上的痛苦没有得到人们的足够重视，人们往往认为女性经历分娩疼痛是天经地义的事，更不会重视分娩疼痛对母胎有何影响。本章将叙述分娩疼痛对母胎产生的不利影响。

第一节　分娩疼痛对产妇的影响

一、对产妇心理的影响

部分产妇因恐惧分娩的疼痛而产生焦虑情绪。有研究表明，分娩的剧烈疼痛是产妇恐惧分娩的最大危险因素，风险值超过10倍。近两年，国家二孩政策放开后，生育的趋势并不乐观，其中也有部分女性恐惧分娩疼痛而不愿意生孩子。

有研究表明，分娩痛苦的经历，能使一些产妇的痛苦记忆延长到几个月或几年甚至更长的时间，直接影响了女性的心理健康。还有研究表明，分娩疼痛与产后抑郁有相关性，可增加抑郁的发生率。

二、分娩疼痛对产程的影响

分娩疼痛易使子宫收缩和子宫颈口扩张的协调性失去平衡，导致产程延长或滞产，影响分娩进展。疼痛激活交感神经系统，导致血浆中儿茶酚胺、肾上腺皮质激素、皮质醇增高，血管收缩血压升高、氧耗增加、心动过速等，严重影响产妇顺产的意志力并影响分娩的进程。据1997—2003年丹麦国家出生队列研究中25 297例单胎、头位、足月、自然临产的健康初产妇的数据显示，因产妇分娩疼痛和恐惧，增加了难产或产程阻滞的风险。

三、分娩疼痛致使剖宫产率增高

从“中国数据在线”数据库获得2008—2014年剖宫产率为34.9%。2007年10月至2008年5月，剖宫产率竟高达46%，居世界之首，其中包括相当一部分无剖宫产手术指征的孕妇、人为因素造成的剖宫产，比例占全部剖宫产案例的11.7%，产妇惧怕疼痛成为一个不可忽视的因素。2017 年上海孕产妇调查显示，无论初产还是二胎孕产，分娩意愿都是影响是否剖宫产的重要因素，过度恐惧和分娩疼痛是选择剖宫产的主要原因。2015 年，欧洲 6 个国家的调查显示，3189 例初产妇中，严重分娩恐惧的产妇更可能选择剖宫产；3233 例经产妇中，严重疼痛恐惧增加了选择性剖宫产的风险。接受剖宫产的产妇，对做出剖宫产的决定并不后悔，甚至愿意下一次依然选择剖宫产分娩方式。因此，分娩疼痛让产妇对自然分娩信心不足，这是剖宫产率增高的原因之一。

四、对血流动力学、呼吸及代谢的影响

1. 分娩疼痛对血流动力学的影响　疼痛引起的交感神经兴奋导致儿茶酚胺分泌显著升高，包括去甲肾上腺素和肾上腺素。儿茶酚胺迅速增加母体心输出量、耗氧量及血管阻力，心输出量和血管阻力的增加导致血压升高。血流动力学波动最显著的是分娩期。研究发现，与妊娠晚期相比，第一产程外周血管阻力（SVR）和心排出量（CO）分别增加 10.0%和 9.2%，平均动脉压（MAP）增加 5.4%，收缩时间比（STR）下降 21.0%，左心室做功量（LCW）增加 16.4%。子宫收缩时自子宫排出 250~500 mL 血液进入体循环，全身血容量增加，使 CO 增加、MAP 上升。第二产程 MAP 和 SVR 分别增加 11.5%和 23.0%，CO 下降 6.5%，LCW 增加 11.3%，第二产程除子宫收缩外，腹肌与骨骼肌的收缩可使 SVR 增加、后负荷增加、CO 下降。因此，产妇在第一、第二产程的心脏负担加重。胎盘循环停止的第三产程，大量血液进入体循环，腹腔内压骤减、内脏血管扩张，使回心血量减少，第三产程 MAP 和 SVR 分别下降 36.0%和 37.0%，STR 和 CO 分别增加 15.7%和 0.6%，LCW 下降 24.0%。

2. 分娩疼痛对呼吸及代谢的影响　分娩疼痛的产妇由于过度通气，过多二氧化碳的排出，易造成呼吸性碱中毒，导致代偿性碳酸氢盐损失和碳水化合物摄入减少，而产生代谢性酸中毒。母体酸中毒又通过胎盘传递使胎儿发生酸中毒。产痛时也可导致血清皮质醇（COR）水平明显升高，糖原分解致血糖升高，甚至出现“创伤性糖尿病”。

有研究表明，孕妇血浆 β-内啡肽（β-EP）水平显著低于非妊娠妇女水平，分娩和产后初期母体血浆 β-EP 水平显著升高。这说明伴随妊娠、分娩增高的 β-EP 有重要的神经内分泌功能，在体内发挥重要的镇痛作用。严重的分娩疼痛与血浆中 β-EP 浓度有关，β-EP 水平升高能够调整疼痛程度，增加机体对疼痛的忍耐。

3. 其他方面的影响　产痛诱发的交感神经兴奋和焦虑的母体代谢、氧耗增加，同时又降低胃肠道和膀胱动力。胃肠道及膀胱动力下降使胃排空延迟并导致产妇恶心、呕吐，出现将呕吐物误吸入肺的危险。胃肠道蠕动及膀胱动力下降也可能发生肠梗阻和尿潴留。

五、对产后的影响

1. 对哺乳影响　产后产妇哺乳次数减少，母乳量不足。乳汁分泌依赖哺乳时的吸吮刺激。吸吮乳头，由乳头传来的感觉信号经传入神经纤维抵达下丘脑，致使垂体泌乳素呈脉冲式释放，促进乳汁分泌。吸吮动作还能反射性引起脑垂体后叶释放缩宫素，缩宫素使乳腺腺泡周围的肌上皮细胞收缩喷出乳汁，这表明吸吮喷乳是保持乳腺不断泌乳的关键。疼痛产妇体力不支，哺乳活动受限，新生儿吸吮次数明显减少，产妇垂体泌乳素和缩宫素产生、释放减少，使乳汁分泌减少，母乳量不足。加上疼痛使产妇心情紧张焦虑，影响产妇的休息和睡眠，阻碍乳汁的分泌。

2. 产后疼痛　大多数产妇经历分娩过程后并无任何后遗症，但少部分产妇可能会遭受显著和持续的产后疼痛。研究发现，经阴道分娩 8 周后会阴痛的发生率为 7%；一项纵向队列研究结果显示，产后 36 h 内重度急性疼痛的发生率为 10.9%，而产后 8 周持续疼痛发生率为 9.8%。尽管产后急性疼痛在个体间有显著的差异，但是分娩时疼痛及其严重程度，或经阴道分娩、剖宫产后急性疼痛的存在及其严重程度等，可能是预判慢性疼痛发生的主要因素。动物实验研究显示：在组织发生损伤时就对急性疼痛进行干预能降低其发展成慢性疼痛的可能性。急性疼痛的严重程度不只是慢性疼痛发生的标志，有可能主动参与了急性疼痛转变为慢性疼痛的病理生理过程。在一项产后慢性疼痛的回顾性研究中发现，产后慢性疼痛的发生率为 10%～20%，并指出存在产后慢性疼痛的产妇生活质量较低，产后慢性疼痛是严重影响产妇身心健康的重要问题。经随访后表明，6 个月和 1 年时的慢性疼痛发生率分别为 3%和 0.1%。因此，重视和积极处理产妇疼痛问题可以减少远期慢性疼痛发病率，利于产妇健康。

3. 产后抑郁（postpartum depression，PPD）　产后 4 周内出现下列症状中的 5 种或 5 种以上并至少持续 2 周，便可诊断为 PPD。症状包括：抑郁情绪、兴趣与快乐感减弱、在未控制饮食的情况下体重减轻或增加超过 5%、失眠或嗜睡、兴奋或迟钝、易疲劳、无意义感及价值感、过度自责内疚、注意力不集中或优柔寡断，严重时会出现产妇自杀、残害婴儿的极端行为。产后抑郁已成为世界范围内的健康问题，对产妇的身心健康，婴幼儿生长发育有着严重的不良影响。

产后抑郁的发生是由多种因素共同作用的结果，分娩疼痛和分娩恐惧是产后抑郁症发展的危险因素。一项多中心、前瞻性、纵向队列研究评估分娩急性疼痛与抑郁症的相关性，结果显示：产后 36 h 内严重急性疼痛的妇女发生 PPD 的风险增加 3 倍，产后慢性疼痛的妇女 PPD 的风险增加 1.7 倍，因此，应重视和解决产妇分娩期疼痛问题。

第二节　分娩疼痛对婴儿的影响

在分娩过程中，产妇的疼痛影响多个系统，改变子宫胎盘血流灌注，直接影响新生儿的血供和氧供。

一、胎儿子宫内缺氧

分娩时，产痛引起产妇机体的应激反应，特别是在第一产程活跃期和第二产程，应激反应主要涉及交感神经-肾上腺系统的兴奋和分泌。研究表明，分娩过程中儿茶酚胺分泌在宫颈开口达到 3~5 cm 时达高峰，宫颈开口达到 9~10 cm 时为又一次分泌高峰，胎儿娩出为第三次高峰。体内产生大量儿茶酚胺使子宫血管过度收缩，周期性子宫收缩引起间歇性绒毛隙血量减少；疼痛会促进去甲肾上腺素和肾上腺素的释放，因而导致子宫动脉收缩，引起子宫血流量下降。

由于疼痛，产妇呼吸加快导致过度通气，肺通气量增加 3 倍及以上，造成低碳酸血症和碱血症，影响母体氧合，从而使胎盘气体交换量下降，胎儿可能出现缺氧，可导致新生儿代谢性酸中毒，出现呼吸加深、加快，肌肉张力低下，精神萎靡、嗜睡甚至昏迷、惊厥等神经症状，胎儿娩出 Apgar 评分低下。

二、产后抑郁症对婴儿发育的影响

1. 母乳喂养困难　若产妇发生产后抑郁，泌乳素的分泌受到精神因素的影响，导致产妇的乳汁分泌减少，婴儿无法获得良好的母乳喂养，从而影响婴儿的体格发育。同时，产妇无法接受正确的母乳喂养的相关知识，易进入母乳喂养的误区，婴儿无法及时获取足够的营养。

2. 导致患儿的发育商较低　研究表明，抑郁症产妇无法对婴儿给予更多的关注，无法给予婴儿正确的教育，无法与婴儿互动交流、沟通，进而无法对婴儿的大脑皮质形成良性的刺激，因而影响婴儿的智商及体格发育。因此，重视和积极干预分娩期疼痛，可降低产妇抑郁症的发生，有利于产妇身心健康，有利于更好地促进新生儿良好健康的养育。

（冯继峰）

参 考 文 献

[1] 付雪梅，吴可佳. 分娩恐惧症孕妇心理护理的研究. 中外医学研究，2015（1）：161-162.
[2] 王芬，陈风仁，李燕，等. 分娩恐惧和产前焦虑的特征及其对分娩的影响. 中国妇幼健康研究，2019，30(7)：811-816.
[3] STUTZER P，BERLIT S，LIS S，et al. Elective Caearean section on maternal request in Germany：factors affecting decision making concerning mode of delivery. Arch gynecol obstet，2017，295(5)：1151-1156.
[4] LI H T，LUO S，TRASANDE L，et al. Geographic variations and temporal trends in cesarean delivery rates in China，2008—2014. Jama，2017，317(1)：69-76.
[5] 雷洁，朱丽萍，花静，等. 上海市低风险孕产妇二孩分娩意愿与方式的对比研究. 中国妇幼健康研

究，2017，28(12)：1566-1569.

[6] RYDING E L，LUKASSE M，PARYSA S，et al. Fear of childbirth and risk of cesarean delivery：acohort study in six European Countries. Birth，2015，42(1)：48-55.

[7] BIJL R C，FREEMAN L M，WEIJENBORG P T，et al. A retrospective study on persistent pain after childbirth in the Netherlands. J Pain Res，2016，9：1-8.

[8] SARALEE G，DAPHNA L，ETHEL-SHERRY G，et al. The tip of the iceberg：postpartum suicidality in Israel. Israel journal of health policy research，2018，7(1)：1-12.

[9] SANGER C，IIES J E，ANDREW C S，et al. Associations between postnatal maternal depression and psychological outcomes in adolescent offspring：a systematic review. Arch womens ment health，2015，18(2)：147-162.

[10] SETH S，LEWIS A J，GALBALLY M，et al. Perinatal maternal depression and cortisol function in pregnancy and the postpartum period：a systematic literature review. BMC pregnancy childbirth，2016，16(1)：124.

[11] LAVAGNO C，CAMOZZI P，RENZI S，et al. Breastfeeding associated hypernatremia：a systematic review of the literature. J Hum Lact，2016，32(1)：67-74.

[12] 刘学，李玲，朱永红．产后应激事件对产后抑郁症患者神经内分泌功能的影响．中国当代医药，2019，26(10)：62-64.

第六章　分娩镇痛前产妇的评估、适应证、禁忌证

第一节　分娩镇痛前产妇的评估

分娩镇痛前对产妇进行系统性评估是保证镇痛安全及顺利实施的基础。评估内容包括：病史、体格检查、相关实验室检查等。

一、病史

麻醉医师应在分娩镇痛前准确地采集病史，内容包括：产妇的现病史、既往孕产史、既往麻醉用药史、相关的产科病史(包括妊娠次数、分娩次数、孕龄、胎位)、产程、缩宫素的使用和产程中胎儿的反应情况、药物过敏史、是否服用抗凝药物等情况，以期全面掌握产妇的身体状态。麻醉前评估应该在麻醉门诊进行，而目前这项工作大多数是分娩前在产房里评估。除了麻醉前评估，产科医生和麻醉医师之间应当沟通和交流，并对产妇进行适当干预，这样能够显著减少产妇、胎儿和新生儿并发症的发生。对各脏器存在合并症或异常情况产妇的评估参照以下建议。

1. 术前脏器功能的评估

(1)心功能及心脏疾病评估：对心脏评估应该包括心功能分级和心脏受损类型，重点评估心功能状态及对分娩镇痛的耐受程度。放置冠脉支架的产妇要了解放置的时间和类型；安装心脏起搏器的产妇要了解起搏器的功能与类型。必要时联合心血管专科和产科专家会诊，以便做出正确的判断和充分准备。目前，对妊娠合并心脏病的功能分级大多参照 NYHA 心功能分级或 Goldman 心脏风险指数评分，经产科医生评估后，认为心功能可耐受经阴道试产的产妇可以实施分娩镇痛。

(2)肺功能及呼吸系统疾病评估：分娩镇痛前对呼吸系统病情应有正确的评估，评估呼吸功能是否能够耐受分娩镇痛。

(3)肝肾功能：应询问有无急、慢性肾脏疾病和与之相关的病史，如原发性肾病、自

身免疫性疾病、糖尿病等。另外，要询问是否存在肝炎或肝硬化病史、肝功能检查有无明显异常或凝血障碍等。

(4)内分泌系统：要关注产妇是否有糖尿病或高血糖病史，Ⅰ型糖尿病产妇应评估是否存在糖尿病酮症及酸中毒；Ⅱ型糖尿病产妇易发生高渗性高血糖状态。对于无明确糖尿病的诊断，但存在肥胖、代谢综合征，服用降糖药物或有糖尿病家族史的产妇也要进行风险评估。要了解糖尿病的类型、病程时长、已知的并发症，以及是否有控制血糖的经历等。

(5)血液系统：应询问产妇是否易出现皮肤青肿、瘀点、瘀斑，鼻出血、牙龈出血，是否有家族性出血史及血液疾病史(如血小板减少症、血友病等)；是否近期或正在使用影响凝血系统的药物。

(6)神经系统：询问产妇既往有无神经系统疾病病史及是否对其造成影响，如头痛、阵发性短暂无力、运动障碍、神志异常等；初次发病的时间、疾病进展的过程、与神经系统相关的症状应该详细地记录。对癫痫产妇应该询问其癫痫控制情况、目前使用哪些药物治疗、依从性如何。对多发性硬化的产妇在分娩前应该明确诊断，并对椎管内麻醉的利弊进行讨论。一些产妇可能会下肢无力和麻痹，需要对这些产妇进行宣教，因为她们可能把病情恶化曲解为受椎管内麻醉的影响。截瘫的产妇需要评估受损伤的节段。如果受损平面在胸椎$_5$以上的产妇可能不会感觉到分娩痛，但是可能出现自主神经反射亢进，这种反射可以通过椎管内麻醉来预防。

(7)肌肉骨骼系统：应询问产妇是否有椎管内麻醉困难穿刺、置管史及麻醉药物过敏史，产妇出现背部和耻骨疼痛的概率为12%～35%，如果分娩前有慢性腰部疼痛症状或背部手术史，在实施椎管内麻醉前对此应有文字记录。

(8)肥胖产妇：询问产妇是否有夜间打鼾、呼吸暂停、睡眠中觉醒及日间嗜睡等病史，明确产妇是否伴有阻塞性呼吸睡眠暂停综合征。

2. 其他

(1)通过医学咨询和宣教，缓解产妇焦虑情绪。

(2)麻醉门诊医生应熟悉慢性病和急性病对产妇分娩镇痛可能带来的潜在风险，要进一步了解多学科临床指南、医疗法规要求及有效的管理方法。

二、体格检查

所有要行分娩镇痛的产妇均要对心血管系统和呼吸系统进行仔细全面的检查，评估心功能和肺功能，测量基本生命体征(无创血压、脉搏、呼吸、血氧饱和度、体温)、身高、体重及尿量，必要时要检查心脏起搏器装置有无损坏和故障。患有甲状腺疾病的产妇，应检查甲状腺是否肿大，是否伴有气道梗阻；观察背部穿刺部位有无感染、触诊产妇的棘突走行，要注意脊柱侧弯、背部手术和腰椎前凸，并评估硬膜外或脊髓麻醉穿刺的难易程度，因为这些可能增加椎管内麻醉和镇痛的难度。椎管内阻滞对大部分合并神经系统疾病的产妇是安全的，但是若操作前产妇存在背部疼痛或有慢性腰部疼痛症状，检查下肢的运动神经和感觉神经就非常必要；要及时与产妇充分讨论椎管内阻滞技术潜在的风险。对于肥胖的产妇，要常规评估上呼吸道，如甲颏距离、Mallampati 分级、胸颏距离和张口度，其中 Mallampati 分级和胸颏距离联合预测价值最好。

三、相关实验室检查

镇痛前实验室检查应强调，根据产妇病史，检查血常规、凝血功能常规(包括 PT、APTT、INR)、血生化(包括肝肾功能、血电解质)、心电图，若 2 周内病情无明显变化就没有必要复查；存在合并症或异常情况者，进行相应的实验室检查；对于糖尿病产妇一定要对血糖进行严密监测，保证产妇的安全。对于妊娠合并高血压病产妇宜行动态血压监测，检查眼底并明确有无继发心、脑、肾并发症及其损害程度；对心律失常或心肌缺血产妇应行动态心电图检查。对既往不规则服用抗凝药的产妇(做过换瓣、冠脉支架)应作超声心动图和凝血指标监测。在椎管内麻醉前后，应该通过正确的方法监测胎心率。是否需要血型-交叉配血试验或进行血型-抗体筛查，应当取决于产妇个体的病史及所在医院的规定；有条件的医院，可以考虑将血液样本在血库备存(以便在紧急情况下能快速交叉配血)。对于有出血风险的产妇，应当进行血型检测、筛查和交叉配血试验。对于有合并或可疑中枢神经系统疾病的产妇，应行头部 CT、核磁共振、脑电图等检查。

第二节　分娩镇痛适应证和禁忌证

一、椎管内分娩镇痛适应证

疼痛是医学界的第五生命体征，分娩痛被反复证实对母胎都有害，和异常的血压、体温、心率、呼吸一样，需要及时处理；椎管内分娩镇痛适用于妇女分娩时疼痛的治疗。在 2008 年和 2010 年，美国妇产科医生协会(ACOG)和美国麻醉医师协会(ASA)分别再次确认早期共同发表的观点：“在没有医学禁忌证的情况下，母亲要求减轻分娩疼痛即为足够的医学指征”。ACOG 进一步指明：“镇痛方式的制定需要产科医生、麻醉医师、产妇和熟练的助产人员紧密合作”。椎管内分娩镇痛是分娩镇痛合适的处理方式，包括分娩早期(定义为有规则宫缩，能引起进行性的宫颈消退和扩张)。几项随机对照临床研究和一项 Meta 分析都表明，在分娩早期开始椎管内分娩镇痛不会增加剖宫产率。

椎管内分娩镇痛有助于臀位无创阴道分娩、双胎阴道分娩及早产儿阴道分娩，使那些存在合并症产妇的分娩过程更安全，其中包括合并心脏病的产妇。椎管内分娩镇痛使疼痛得到有效缓解，有助于子痫前期产妇控制血压。椎管内分娩镇痛也能减轻宫缩引起的血流动力学的影响(如前负荷的突然增加)及疼痛相关的各种反应(如心动过速、全身性血管阻力增加、高血压、过度通气),特别是在产妇伴有其他严重疾病时(如二尖瓣狭窄、脊髓损伤、颅内神经血管疾病、哮喘)。

二、椎管内分娩镇痛禁忌证

1. 产妇拒绝或不能合作;未纠正的母体低血容量(如出血);穿刺部位皮肤或软组织感染;凝血功能障碍;神经系统疾病;颅内高压;产科医生或麻醉医师培训不足或技术经验不足;产妇全身感染、正在使用抗凝药物。然而,大多全身感染(特别是已经有过及时治疗的)或者神经系统疾病,并不是椎管内分娩镇痛的禁忌,但是操作前彻底的神经病学检查及充分地告知产妇椎管内阻滞技术的潜在风险是必要的;抗凝药物会增加硬膜外血肿发生的风险,对于以前使用过或正在使用抗凝药物的产妇如何安全地开始和终止椎管内阻滞,参照美国区域麻醉和疼痛医学协会发布的指南。此外,凝血功能检查轻微异常或单项异常的产妇是否能行硬膜外镇痛仍存在争议;目前认为,在凝血功能正常,凝血相关的症状和体征无异常的情况下,血小板计数$>80\times10^9$/L 的孕妇行椎管内麻醉是安全的;血小板计数$<80\times10^9$/L 的孕妇,根据各医院和产妇的具体情况酌情考虑是否实施椎管内分娩镇痛,血小板计数的安全下限尚未确定,使用低剂量阿司匹林并不是椎管内分娩镇痛的禁忌证。

2. 胎儿窘迫;产道异常、头盆不称等列为阴道分娩禁忌证;瘢痕子宫不愿尝试剖宫产术后阴道分娩(VBAC);严重的心脏疾病(如艾森曼格综合征)应列为相对禁忌证;产前出血原因未查明者;其他不适合阴道分娩的产妇。

三、静脉分娩镇痛

此镇痛方法不推荐常规用于分娩镇痛,当产妇拒绝接受椎管内穿刺、发热、局麻药过敏,以及存在椎管内分娩镇痛禁忌时,在产妇强烈要求实施分娩镇痛的情况下,根据医院救治条件,可选择静脉分娩镇痛方法,详见第十章。

(胡明品 郑声星)

参考文献

[1] American Society of Anesthesiologists. Practice guidelines for obstetric anesthesia: an updated report by the American society of anesthesiologists task force on obstetric anesthesia. Anesthesiology, 2007(106): 843-863.

[2] American College of Obstetricians and Gynecologists. Pain relief during labor. ACOG Committee Opinion No. 295. Obstet Gynecol, 2004, 104 (1): 213-214.

[3] WONG C A, SCAVONE B M, PEACEMAN A M, et al. The risk of cesarean delivery with neuraxial anal-

gesia given early versus late in labor. The new england journal of medicine, 2005(352): 655-665.

[4] WANG F, SHEN X, GUO X, et al. Epidural analgesia in the latent phase of labor and the risk of cesarean delivery: a five-year randomized controlled trial. Anesthesiology, 2009(111): 871-880.

[5] WASSEN M M, ZUIJLEN J, ROUMEN F J, et al. Early versus late epidural analgesia and risk of instrumental delivery in nulliparous women: a systematic review. BJOG, 2011(118): 655-661.

[6] HORLOCKER T T, WEDEL D J, ROWLINGSON J C, et al. Regional anesthesia in the patient receiving antithrombotic or thrombolytic therapy: American Society of Regional Anesthesia and Pain Medicine Evidence-Based Guidelines. Regional anesthesia and pain medicine, 2010(35): 64-101.

[7] DOUGLAS M. The use of neuraxial anesthesia in parturients with thrombocytopenia: what is an adequate platelet count ?. Evidence-based obstetric anaesthesia, 2005, 1: 165-177.

[8] JEFFREY L, APFELBALLM, JOY L, et al. Practice guidelines for obstetric anesthesia: an updated report by the American Society of Anesthesiologists Task Force on Obstetric Anesthesia and the Obstetric Anesthesia and Perinatology. Anesthesiology, 2016, 124 (2): 270-300(Level Ⅲ).

[9] LIU Z Q, CHEN X B, LI H B, et al. A comparison of remifentanil parturient-controlled intravenous analgesia with epidural analgesia: a meta-analysis of randomized controlled trials. Anesthesia & Analgesia, 2014(118): 598-603.

[10] WILSON M J A, MACARTHUR C, HEWITT C A, et al. Intravenous remifentanil patient-controlled analgesia versus intramuscular pethidine for pain relief in labour (RESPITE): an open-label, multicentre, randomised controlled trial. Lancet, 2018, 392(10148): 662-672.

第七章　分娩镇痛技术操作规范

分娩镇痛的方式有多种，其中椎管内神经阻滞的效果最切实可靠，其可提供较好的镇痛效果，对产妇和胎儿影响小，因而是目前较为安全、效果确切的分娩镇痛方法。最新的循证医学证据显示并推荐：只要产妇有分娩镇痛意愿且没有椎管内分娩镇痛禁忌证，应尽早地开始椎管内分娩镇痛。本章将主要介绍椎管内分娩镇痛的技术操作规范，包括：硬膜外分娩镇痛、腰-硬联合镇痛及连续蛛网膜下腔镇痛的操作方法、常用药物、镇痛泵设定模式及临床相关的注意事项。

第一节　硬膜外分娩镇痛

将局麻药物和镇痛药物通过硬膜外导管注入硬脊膜外间隙，使脊神经传导受到阻滞，使其支配的区域产生暂时性的疼痛阻断，称为硬膜外分娩镇痛。将硬膜外导管连接一个可定时定量输注药物，并且产妇可以自控的镇痛泵，连续输注镇痛药物，称为连续硬膜外分娩镇痛。

一、操作方法

1. 产妇体位　侧卧位或坐位。

侧卧位常用于低体重指数的产妇，操作时产妇舒适度较高。当采取侧卧位进行椎管内阻滞穿刺时，产妇背部应靠近床沿，脊柱与手术床成水平位，为使椎间隙增宽利于穿刺，产妇尽量向胸部屈膝，头向胸部屈曲使腰背部弯曲(侧屈曲位)。侧卧位的优势包括：①直立性低血压发生率低；②在硬膜外置管时，便于持续监测胎儿心率；③产妇更舒适。对于高体重指数的肥胖产妇，坐位穿刺较侧卧位更为方便，可提供较好的通气，增加定位准确性及穿刺的成功率，提高操作时产妇的舒适度。

2. 硬膜外穿刺方法　对所有进行硬膜外分娩镇痛的产妇，都要事先开放静脉通道。

硬膜外穿刺部位通常选择腰椎$_{2\sim3}$间隙或腰椎$_{3\sim4}$间隙。通常建议选择腰椎$_{2\sim3}$间隙进行穿刺，因其可以为待产过程中一旦施行剖宫产手术提供较好的麻醉平面。

(1)正中穿刺：穿刺前须严格消毒皮肤3遍，消毒范围应上至肩胛下角，下至尾椎，两侧至腋后线。消毒后穿刺点处需铺孔巾或无菌单。在所选择的椎间隙行局部麻醉浸润后，用硬膜外穿刺针逐层穿透皮肤、棘上韧带、棘间韧带，当有落空感或阻力突然降低时，表示穿刺针针尖穿破黄韧带。用注射器回抽无脑脊液，注射生理盐水无阻力或出现负压现象时，表示穿刺成功。目前,不推荐采用硬膜外注气试验确定硬膜外腔，以防止形成气栓影响药物扩散，进而影响镇痛效果。

(2)旁正中穿刺：硬膜外进针点在选定间隙旁开1.5 cm处，向中线近尾侧处进针，随后穿刺针对准中线稍向头侧推进，通过部分棘间韧带，当针尖通过黄韧带时有阻力突然消失或落空感，用注射器回抽无脑脊液，注射生理盐水无阻力时，表示穿刺成功。

3. 置管　置管前检查硬膜外导管。经穿刺针将导管置入硬膜外腔，当导管通过针尖3~5 cm后，一手抵住导管，一手将硬膜外针退出。导管在硬膜外腔留置长度以3~4 cm为宜。置管时若导管通过针尖阻力较大，切不可暴力置入，可将穿刺针旋转或稍稍进针后再次尝试置入导管。为了降低导管置入血管的风险,应在宫缩间歇期置管；置管前也可以推注5~7.5 mL生理盐水,以增加硬膜外针的润滑度及增大硬膜外腔的空间，从而降低导管置入血管的风险；另外，有研究表明应用钢丝加强型导管也可以减少置入血管的可能。硬膜外置管完成后，用透明贴膜贴好穿刺点，并用黏性好的宽胶布牢固地固定好导管。

二、常用药物及注药方法

(一)常用药物及注药方法

目前,临床上分娩镇痛常用的药物包括局麻药及阿片类药物。其中，局麻药主要是丁哌卡因和罗哌卡因,阿片类药物主要是芬太尼和舒芬太尼。局麻药的浓度范围在0.04%~0.15%,推荐与阿片类药物联合使用。常用分娩镇痛的药物浓度及剂量如表7-1所示。

表7-1　常用分娩镇痛的药物浓度及剂量

药物	负荷剂量	维持剂量
丁哌卡因	0.04%~0.125%,10~15 mL	0.04%~0.125%,8~15 mL/h
罗哌卡因	0.0625%~0.15%,10~15 mL	0.0625%~0.125%,8~15 mL/h
芬太尼	50~100 μg/10 mL	1~2 μg/mL
舒芬太尼	10~25 μg/10 mL	0.3~0.5 μg/mL

注：低浓度，高剂量；高浓度，低剂量。

(二)注药方法

1. 试验剂量　硬膜外置管完成后，应在产妇宫缩间歇期给予试验剂量(避免宫缩疼痛导致心率增快的干扰)，以确定硬膜外导管位置，排除血管内及蛛网膜下腔置管。试验剂量为含1:20万肾上腺素的1.5%利多卡因3 mL。若硬膜外导管置入血管内则可以观察到产妇心率在45 s内快速增加至少15次，此时应重新穿刺置管。需要注意的是，应充分评估试验剂量本身的风险，判断硬膜外导管是否在血管内仍需结合产妇其他临床表现，合并妊娠期高血压疾病的产妇谨慎使用硬膜外试验剂量。

2. 负荷剂量　给予负荷剂量8~10 mL，参考药物浓度如表7-1所示。可根据不同医院具体情况做相应的浓度调整。以产妇宫缩时疼痛评分(VAS)降低至3分及以下为宜，且不影响宫缩。作者单位负荷剂量方案为0.125%罗哌卡因复合0.4 μg/ mL舒芬太尼混合液。然后连接产妇自控镇痛泵。

3. 镇痛泵的设定模式一般有两种，硬膜外持续输注(CEI)联合产妇自控硬膜外分娩镇痛(patient controlled epidural analgesia，PCEA)和硬膜外间断脉冲式输注(PIEB)联合PCEA。以镇痛泵内药物为0.08%罗哌卡因复合0.4 μg/mL舒芬太尼混合液为例。

(1)硬膜外持续输注：负荷剂量为0.125%罗哌卡因复合0.4 μg/mL舒芬太尼8~10 mL，泵内药物背景剂量可设置为10 mL/h，产妇自控剂量为8 mL/次，锁定时间为30 min。

(2)硬膜外间断脉冲式输注：泵内药物可设置负荷剂量为5 mL，脉冲剂量为10 mL，间隔时间45~60 min，产妇自控剂量为8 mL/次，锁定时间为30 min。

间断脉冲式输注的镇痛效果明显优于持续注药方式，这是由于间断脉冲式注药方式速度较快，压力较大，可以使药物在硬膜外腔分布更加广泛，更加均匀。间断脉冲式输注可以减少药物用量，对母胎安全可靠，产妇满意度高，是一种更科学、合理的方法，值得临床推广应用。但是该方法有导致局麻药毒性反应的风险，其安全性、最佳剂量、给药间隔时间等有待进一步探索和研究。基于目前已有的循证医学证据，Heesen等推荐的给药方案为：负荷剂量为0.125%罗哌卡因或0.1%丁哌卡因+2 μg/mL芬太尼或0.4 μg/mL舒芬太尼8~15 mL，维持药物浓度为0.08%罗哌卡因或0.0625%丁哌卡因+2 μg/mL芬太尼或0.4 μg/mL舒芬太尼，单次剂量8 mL/h或持续剂量8 mL/h，产妇自控剂量为8 mL/次，锁定时间为30 min。

第二节　腰-硬联合镇痛

腰-硬联合镇痛是单次腰麻镇痛与连续硬膜外分娩镇痛的联合应用，其优点是镇痛作用起效快，镇痛完善；通过硬膜外留置导管，能够提供分娩所需的足够镇痛时间。缺点是与单纯连续硬膜外分娩镇痛相比，较快的起效可能与胎儿心率减慢有关；另外，由于穿刺点比较低，产程中一旦需要实施剖宫产手术，麻醉平面过低的发生率增加。

一、操作方法

1. 产妇体位　侧卧位或坐位。

2. 穿刺方法　穿刺前须严格消毒皮肤3遍，消毒范围应上至肩胛下角，下至尾椎，两侧至腋后线，消毒后穿刺点处需铺孔巾或无菌单。选择腰椎$_{3\sim4}$或腰椎$_{2\sim3}$间隙作为穿刺点。在局部麻醉浸润后，使用16~18G硬膜外穿刺针进行穿刺，穿刺针逐层穿透皮肤、棘上韧带、棘间韧带，当有落空感或阻力突然降低时，表示穿刺针针尖穿破黄韧带，进入硬膜外腔。选择22~27G腰麻针经硬膜外针穿刺进入蛛网膜下腔，确认有脑脊液流出后，注入腰麻分娩镇痛药物，注入完毕退出腰麻针，经硬膜外穿刺针向头端置入硬膜外导管3~5 cm，然后自导管内注入1 mL生理盐水，证实导管通畅后固定导管。当腰麻药物不能满足产妇镇痛需求时，可通过硬膜外导管追加镇痛药物。在硬膜外腔注药前一定要先注入试验剂量，观察无异常情况后，再注入负荷剂量，连接镇痛泵。

二、常用药物

推荐的蛛网膜下腔用药为以下几种。

1. 舒芬太尼5~7.5 μg。

2. 芬太尼15~25 μg。

3. 丁哌卡因2~2.5 mg。

4. 罗哌卡因2.5~3 mg。

5. 芬太尼10~20 μg+丁哌卡因2 mg。

腰麻药物注入后，连接用硬膜外镇痛泵，泵内药物同第一节连续硬膜外分娩镇痛部分的维持剂量。

三、注意事项

1. 所有用于蛛网膜下腔的药物，必须不含任何防腐剂。

2. 实施蛛网膜下腔穿刺时，常见的问题是脑脊液回流不畅。主要原因及应对措施包括：①神经根或硬膜阻挡针尖斜面，可将针的斜面旋转90°~180°；②脑脊液压力过低，可用空针抽吸、压迫产妇颈静脉或令产妇屏气；③穿刺时有组织堵在针尖的斜口处，清除堵塞组织，或更换穿刺针；④针尖斜面部分或全部未在蛛网膜下腔，应继续进针或拔出针后重新进针。如果没有脑脊液回流或脑脊液回流不畅，而又确信针在蛛网膜下腔时，可先注入25%的药量，询问产妇有无下肢或会阴部异常感觉后，再完成余下的药量。如无阻滞现象，则应重新定位、穿刺并注药，而再注药液为原药液量的25%~75%；另外，回吸的脑脊液不清亮时，有可能是刺破了硬膜外的血管，应待脑脊液清亮后注药，否则应重新穿刺。

3. 腰–硬联合镇痛技术的常见并发症是胎儿心动过缓，可能与镇痛起效迅速引起母体循环儿茶酚胺水平急剧下降有关，有关胎儿心动过缓的处理见第十一章。

第三节 连续蛛网膜下腔镇痛

连续蛛网膜下腔镇痛是通过置入蛛网膜下腔的导管一次或分次注入小剂量局麻药，从而达到维持蛛网膜下腔镇痛效果的方法。

一、操作方法

1. 产妇体位 侧卧位或坐位。

2. 穿刺方法 常规消毒铺巾后，选择腰椎$_{3\sim4}$或腰椎$_{4\sim5}$间隙作为穿刺点，使用 28G 导管通过 22G 穿刺针置入蛛网膜下腔。穿刺针应保持在棘突间隙中点，与产妇背部垂直进针，然后小心逐层穿刺直至进入蛛网膜下腔。通常，当穿刺针穿破黄韧带时，会有明显的落空感，然后向前继续进针，第二次出现落空感，表示针进入蛛网膜下腔。退出针芯，观察有无脑脊液（CSF）从针尾流出。一旦穿刺针尾有脑脊液流出，置入 28G 导管入蛛网膜下腔 1~2 cm 后，退出腰麻针固定导管。退针时一边转动穿刺针一边置入导管，可以避免导管打折等问题。置管成功后，牢固固定导管并做好明显的标志，通过导管注入腰麻镇痛药物进行分娩镇痛。

二、常用药物

目前还没有足够的临床循证医学证据。仅鉴于文献报道，我们下面列出了两种主要的推荐用药方案。

1. 间断推注 根据产妇需要或间隔 1~2 h，间断蛛网膜下腔注射丁哌卡因（1.5~2.5 mg）联合芬太尼（15~20 μg）混合液；也可以单次蛛网膜下腔注射舒芬太尼 5.0~7.5 μg作为首剂量，并根据产妇需要重复给予。

2. 连续输注 用 0.05%~0.125% 丁哌卡因联合芬太尼（2~5 μg/mL）混合液，以 0.5~2.0 mL/h的速度持续输注，或用舒芬太尼以 2.5~5.0 μg/h 的速度输注，感觉阻滞平面可以达到胸椎$_{8\sim10}$。

三、注意事项

1. 导管及过滤器存在约 1 mL 的无效腔，每次追加药物之后，需要用 2 mL 无菌生理盐水冲洗。

2. 对蛛网膜下腔导管做好显著的标志，并与产房相关人员做好交接班，以防误操作。

在分娩结束后，无特殊情况应及时拔除导管，原则上不允许将蛛网膜下腔导管带回病房。

四、连续蛛网膜下腔镇痛的优势与并发症

1. 优势

（1）局麻药物直接与神经轴和神经纤维接触，起效迅速。

（2）由于局麻药物与脑脊液混合，可以随意调节麻醉平面的高低。

（3）镇痛效果确切。

2. 并发症及缺陷

（1）头痛是最常见的并发症，主要是由于导管型号选择不恰当引起。

（2）置管失败。

（3）导管折断、移位、脱出而致麻醉效果不佳。

（4）存在蛛网膜下腔粘连、脊髓炎、马尾综合征、细菌性脑膜炎等并发症，但发生率较低。

（沈晓凤　徐世琴）

参 考 文 献

[1] ALBRIGHT G A, FORSTER R M. Does combined spinal-epidural analgesia with subarachnoid sufentanil increase the incidence of emergency cesarean delivery? Reg Anesth, 1997, 22: 400-405.

[2] ANDREWS P J, ACKERMAN W E, JUNEJA M M. Aortocaval compression in the sitting and lateral decubitus positions during extradural catheter placement in the parturient. Can J Anaesth, 1993, 40: 320-324.

[3] ARKOOSH V A, PALMER C M, YUN E, et al. A randomized, double-masked, multicenter comparison of the safety of continuous intrathecal labor analgesia using a 28-gauge catheter vs. continuous epidural labor analgesia. Anesthesiology, 2008, 108: 286-298.

[4] BAER E T. Post-dural puncture bacterial meningitis. Anesthesiology, 2006, 105: 381-393.

[5] BIENIARZ J, CROTTOGINI J J, CURUCHET E, et al. Aortocaval compression by the uterus in late human pregnancy. Anaesth Intens Care, 1978, 6: 103-104.

[6] BREEN T W, SHAPIRO T, GLASS B, et al. Epidural anesthesia for labor in an ambulatory patient. Anesth Analg, 1993, 77: 919-924.

[7] CAMPBELL D C, CAMANN W R, DATTA S. The addition of bupivacaine to intrathecal sufentanil for labor analgesia. Anesth Analg, 1995, 81: 305-309.

[8] CHEN S Y, LIN P L, YANG Y H, et al. The effects of different epidural analgesia formulas on labor and mode of delivery in nulliparous women. Taiwan J Obstet Gynecol, 2014, 53: 8-11.

[9] COLLIS R E, HARRIES S E. A subdural abscess and infected blood patch complicating regional analgesia for labour. Int J ObstetAnesth, 2005, 14: 246-251.

[10] COSSU A P, DE GIUDICI L M, PIRAS D, et al. A systematic review of the effects of adding neostigmine to local anesthetics for neuraxial administration in obstetric anesthesia and analgesia. Int J Obstet Anesth, 2015, 24: 237-246.

[11] ECKSTEIN K L, MARX G F. Aortocaval compression and uterine displacement. Anesthesiology, 1974, 40: 92-96.

[12] ELLINGTON C, KATZ V L, WATSON W J, et al. The effect of lateral tilt on maternal and fetal hemodynamic variables. Obstet Gynecol, 1991, 77: 201-203.

[13] FENG S W, XU S Q, MA L, et al. Regular intermittent bolus provides similar incidence of maternal fever compared with continuous infusion during epidural labor analgesia. Saudi Med J, 2014, 35: 1237-1242.

[14] MORALAR G D, TÜRKMEN U A, ALTAN A, et al. The comparison of epidural continuous infusion and epidural patient-controlled bolus administration in labor analgesia. Agri, 2013, 25: 19-26.

[15] GEORGE R B, ALLEN T K, HABIB A S. Intermittent epidural bolus compared with continuous epidural infusions for labor analgesia: a systematic review and meta-analysis. Anesth Analg, 2013, 116: 133-144.

[16] HEESEN M, BÖHMER J, KLÖHR S, et al. The effect of adding a background infusion to patient-controlled epidural labor analgesia on labor, maternal, and neonatal outcomes: A systematic review and meta-analysis. Anesth Analg, 2015, 121: 149-158.

[17] HURLEY R J, LAMBERT D H. Continuous spinal anesthesia with a microcatheter technique: preliminary experience. Anesth Analg, 1990, 70: 97-102.

[18] LI C J, ZHANG Y, FENG S W, et al. Correlation between polymorphism of β_2 AR and incidence of Cesarean delivery after labor analgesia. Sci Insigt Med 2015, 2015: e00033.

[19] LI Y, HU C, FAN Y, et al. Epidural analgesia with amide local anesthetics, bupivacaine, and ropivacaine in combination with fentanyl for labor pain relief: a meta-analysis. Med Sci Monit, 2015, 21: 921-928.

[20] MHYRE J M, HONG R W, GREENFIELD M L, et al. The median local analgesic dose of intrathecal bupivacaine with hydromorphone for labour: A double-blind randomized controlled trial. Can J Anaesth, 2013, 60: 1061-1069.

[21] NORRIS M C. Are combined spinal-epidural catheters reliable?. Int J Obstet Anesth, 2000, 9: 3-6.

[22] O'GORMAN D A, BIRNBACH D J, KUCZKOWSKI K M, et al. Use of umbilical nom velocimetry in the assessment of the pathogenesis of fetal bradycardia following combined spinal epidural analgesia in parturients. Anesthesiology, 2000, 92: A2.

[23] PALMER C M. Continuous spinal anesthesia and analgesia in obstetrics. Anesth Analg, 2010, 111: 1476-1479.

[24] PAN P H, BOGARD T D, OWEN M D. Incidence and characteristics of failures in obstetric neuraxial analgesia and anesthesia: a retrospective analysis of 19, 259 deliveries. Int J Obstet Anesth, 2004, 13: 227-233.

[25] PATTEE C, BALLANTYNE M, MILNE B. Epidural analgesia for labour and delivery: informed consent issue. Can J Anaesth, 1997, 44: 918-923.

[26] SCOTT D B. Inferior vena caval occlusion in late pregnancy and its importance in anaesthesia. Br J Anaesth, 1968, 40: 120-128.

[27] SIMMONS S W, CYNA A M, DENNIS A T, et al. Combined spinal epidural versus epidural analgesia in labour. Cochrane Database Syst Rev, 2007, 3: CD003401.

[28] SULTAN P, MURPHY C, HALPERN S, et al. The effect of low concentrations versus high concentrations of local anesthetics forlabour analgesia on obstetric and anesthetic outcomes: a meta-analysis. Can J Anaesth, 2013, 60: 840-854.

[29] TOUHY E B. Continuous spinal anesthesia: its usefulness and the technique involved. Anesthesia, 1944, 5: 142-148.

[30] VINCENT R D, CHESTNUT D H. Which position is more comfortable for the parturient during identification of the epidural space?. Int J Obstet Anesth, 1991, 1: 9-11.

[31] WANG F, SHEN X, GUO X, et al. Epidural analgesia in the latent phase of labor and the risk of cesarean delivery: a five-year randomized controlled trial. Anesthesiology, 2009, 111: 871-880.

[32] WANG K, CAO L, DENG Q, et al. The effects of epidural/spinal opioids in labour analgesia on neonatal outcomes: A meta-analysis of randomized controlled trials. Can J Anaesth, 2014, 61: 695-709.

[33] WONG C A, RATLIFF J T, SULLIVAN J T, et al. A randomized comparison of programmed intermittent epidural bolus with continuous epidural infusion for labor analgesia. Anesth Analg, 2006, 102: 904-909.

[34] WONG C A, SCAVONE B M, PEACEMAN A M, et al. The risk of cesarean delivery with neuraxial analgesia given early versus late in labor. N Engl J Med, 2005, 352: 655.

第八章　分娩镇痛的管理

积极推广和普及分娩镇痛，可提高分娩镇痛医疗质量和技术水平，保障母胎安全，减少不良反应及并发症的发生，分娩镇痛的管理十分重要。

第一节　分娩镇痛的宣教

目前，我国分娩镇痛工作的开展还很不均衡，许多产妇及家属对于分娩镇痛还不太了解，担心其会对产妇及新生儿有不利影响。因此，做好分娩镇痛的科普宣教、提高产妇和家人对分娩镇痛的认知度十分必要。

一、孕妇学校授课

通过在孕妇学校定期授课，介绍分娩镇痛知识，普及分娩镇痛优点，让广大孕妇对于分娩镇痛有客观全面的认识。

二、麻醉门诊宣教

对于妊娠36周以上的产妇，在产前检查时进行麻醉门诊评估，评估其分娩镇痛及麻醉相关内容，并通过宣教栏、发放宣教手册等方法进行分娩镇痛宣教。

三、临产入院宣教

产科门诊医生及护理人员可通过视频、宣教手册、卡片等形式对其进行分娩镇痛宣教。产妇临产入院后，病房及待产室均可进行相关分娩镇痛科普知识的宣教。

四、媒体科普讲座

通过广播、电视、报纸、杂志等媒体举办分娩镇痛知识科普讲座，向公众普及分娩镇痛知识。

五、公众号宣传推广

在取得相关部门审批同意的前提下，利用微信公众号宣传推广分娩镇痛的优点、方法及注意事项等。

第二节　分娩镇痛的开始与结束时机

一、开始实施分娩镇痛的时机

近年来，国内外大量权威医学杂志刊登的研究均认为分娩镇痛不会增加剖宫产率，对第一产程不延长产程时间。2005 年发表在 *New England Journal of Medicine* 的一篇随机对照研究发现：与全身应用阿片类药物镇痛相比，在产程早期实施椎管内分娩镇痛不增加剖宫产率，而且显著缩短产程。2009 年，*Anesthesiology* 刊登了南京医科大学附属妇产医院的一项大样本研究，该研究发现在产程潜伏期实施椎管内分娩镇痛既不增加剖宫产率，也不延长第一产程的时间。我国 2017 版《分娩镇痛专家共识》指出：产妇出现规律宫缩进入待产室并提出分娩镇痛需求，在无禁忌证，并经过产科医生评估无产科异常，助产师监测胎心及宫缩正常的情况下，即可开始实施分娩镇痛。不再以宫口大小作为开始分娩镇痛的依据。

二、分娩镇痛结束的时机

分娩镇痛应贯穿整个产程，第二至第三产程需持续镇痛，以达到理想的镇痛效果。2017 年，发表在 *Obstetrics and Gynecology* 的一项来自南京医科大学附属妇产医院的研究发现：第二产程持续镇痛对产程时间无明显影响，不增加母胎不良反应的发生率。目前，尚没有足够证据表明在产程后期停止硬膜外分娩镇痛可降低器械助产的风险，与全程持续镇痛的产妇相比，第二产程停止镇痛的产妇经历更剧烈的疼痛。一般情况下，分娩结束后 2 h 离开产房时可停止分娩镇痛。对于一些特殊情况可考虑延迟拔除硬膜外导管，如阴道裂伤、产后出血等可能有再次进行阴道缝合或探查的情况，可继续镇痛至病情稳定。

第三节　签署分娩镇痛知情同意书

一、分娩镇痛与麻醉知情同意书

产妇对于分娩镇痛的优点、并发症和不良反应有知情权，产妇应充分了解分娩镇痛的风险并且自愿申请分娩镇痛。在签署分娩镇痛知情同意书后方可实施分娩镇痛。此同意书应该作为病历的一部分进行留存。

分娩镇痛知情同意书是一项非常重要的法律文书，内容应包括产妇的一般信息、分娩镇痛的优点、可能发生的不良反应及并发症、一旦发生紧急情况需剖宫产时可经分娩镇痛留置的硬膜外导管实施麻醉及术后镇痛、麻醉医师和产妇或其委托人的签名等。分娩镇痛知情同意书模板见附件 1。

二、签署分娩镇痛知情同意书的主体

只要产妇具有完全民事行为能力，产妇本人即可签署分娩镇痛知情同意书。产妇也可授权委托人签字。如产妇不清醒、精神异常、未成年等不具备完全民事行为能力，则应由其法定监护人签字。

三、签署分娩镇痛知情同意书的流程

产妇进入产房后自愿申请分娩镇痛，产科医生评估产妇无产科异常情况后，助产师通知麻醉医师，麻醉医师再次评估确认无分娩镇痛禁忌证后，告知产妇或其委托人操作风险及镇痛期间可能发生的并发症，然后签订分娩镇痛知情同意书，需要产妇或授权委托人签名、实施分娩镇痛的麻醉医师签名。

第四节　分娩镇痛流程

椎管内分娩镇痛的实施可参考下列流程(图 8-1)。

1. 产程开始并进入产房后，产妇提出要求。

2. 经产科医生、助产士评估，无产科禁忌证后，由麻醉医师进行镇痛前评估，详细了解病史，依照选择的镇痛方法(硬膜外分娩镇痛、腰-硬联合镇痛、连续蛛网膜下腔镇痛)，进行相应的神经系统检查，排除禁忌证，详细填写与分娩镇痛有关的医疗文书。

3. 麻醉医师评估后，向产妇及家属交代椎管内分娩镇痛的利弊及可能出现的并发症，并签署分娩镇痛知情同意书。

4. 开放上肢静脉输液，连接各种监护仪，包括产妇生命体征相关监护(如心电图、无创血压、脉搏、血氧饱和度)、胎儿生命体征相关监护(胎心电子监护)及宫缩监测；并进行分娩镇痛前安全核查。

5. 麻醉医师根据选择的椎管内分娩镇痛的方式，在无菌房间按照操作规范(见第七章)行椎管内穿刺和(或)留置导管，妥善固定后嘱产妇平卧。

6. 硬膜外给予试验剂量药液，以确认导管没有进入蛛网膜下腔及硬膜外腔血管内，根据镇痛平面(即感觉阻滞平面控制在胸椎$_{10}$水平)决定分娩镇痛药物的注入量(一般情况首次剂量在 10~15 mL，但需个体化)。

7. 如应用连续药物输注装置(如产妇自控镇痛泵或脉冲泵),需事先设置镇痛泵参数(具体见第七章),椎管内留置导管成功后连接镇痛泵。

8. 完成椎管内分娩镇痛的操作后,产妇可仰卧位(子宫左倾位)、左侧位。

9. 继续监测产妇及胎儿的各项生理指标。

10. 镇痛药物输注一直持续到第三产程;分娩结束后,观察 2 h,拔除硬膜外导管,穿刺点以无菌辅料覆盖,安返病房。

11. 随访,注意观察镇痛后恢复情况,包括下肢感觉、运动恢复情况及排尿情况等。

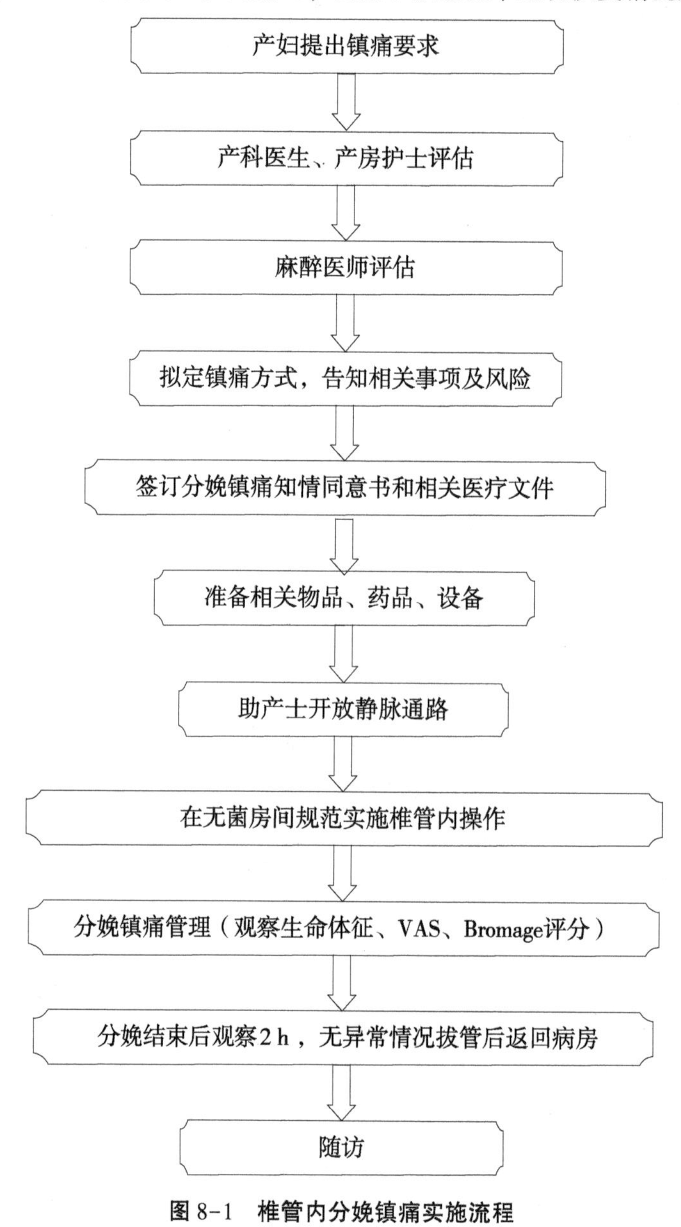

图 8-1 椎管内分娩镇痛实施流程

第五节　分娩镇痛过程的监测

硬膜外分娩镇痛操作成功后，产妇回到待产室继续待产，体位以侧卧位或半坐位为宜，以免发生仰卧综合征低血压情况，导致胎盘血流灌注不好而发生胎儿缺血缺氧。因此，分娩镇痛期间应当加强产妇生命体征、胎心及宫缩的持续监测。

一、生命体征和胎心监测

用心电监护仪继续监测生命体征（BP、HR、SpO_2、RR）的变化，用胎心监护仪监测胎儿胎心，胎心率可从以下几个方面评估：①基线胎心率；②变异（心率即时或长期的变化）；③一过性变异及它们与宫缩的关系，密切观察产程进展变化。在首次剂量、处理爆发痛后给予的追加剂量注入后的前 0.5 h 内，麻醉医师严密观察有无全脊麻、局麻药毒性反应及其他异常情况，应每隔 5 min 监测一次；30 min 后连续监测，根据产妇的情况随时记录，直至分娩结束；分娩结束后继续监测生命体征 2 h，无异常情况返回病房。

二、宫缩疼痛监测

以 VAS 评分评估宫缩疼痛。

1. 0 分　无痛。
2. 1~3 分　有轻微的疼痛，能忍受。
3. 4~6 分　产妇疼痛并影响睡眠，尚能忍受。
4. 7~10 分　产妇有渐强烈的疼痛，疼痛难忍，影响食欲，影响睡眠。

分娩镇痛期间，VAS 的评分应≤3 分为镇痛有效，VAS 的评分≥4 分要分析原因及时处理。

三、运动阻滞监测

以改良 Bromage 评分评估运动阻滞。

1. 0 级　无运动神经阻滞。
2. 1 级　不能抬腿。
3. 2 级　不能弯曲膝部。
4. 3 级　不能弯曲踝关节。

对于宫缩痛 VAS 评分和运动阻滞改良 Bromage 评分，在首次剂量、处理爆发痛后给予的追加剂量注入后的前 0.5 h 内，麻醉医师应每隔 5 min 监测一次；30 min 后连续监测，根据产妇的情况随时记录，直至分娩结束后 2 h。通过生命体征和胎心监测、VAS 评分、改良 Bromage 评分，观察和评估产妇的一般情况、镇痛效果和运动阻滞情况。根据宫缩疼痛 VAS 评分调整镇痛给药的速度及剂量，以达到理想的镇痛效果。麻醉医师及相关人员应持续观察并处理分娩镇痛过程中的异常情况。

第六节　分娩镇痛过程中医务人员的职责

分娩镇痛过程中，产科医生、麻醉医师、麻醉护士、助产士及新生儿科医生之间应加强团队合作，共同保障母胎安全。

一、产科医生

1. 评估产妇情况，决定分娩方式。
2. 产程管理。
3. 产科并发症处理。
4. 异常及突发情况决定剖宫产。

二、麻醉医师

1. 分娩镇痛前评估。
2. 分娩镇痛操作。
3. 每小时巡视一次，记录生命体征、VAS 评分、Bromage 评分、胎心、宫缩等。
4. 镇痛管理(VAS 评分、运动神经阻滞评分等)，及时处理镇痛不全及异常情况。
5. 异常及突发紧急情况的抢救。
6. 填写分娩镇痛记录单。
7. 镇痛结束时拔除硬膜外导管及镇痛泵。
8. 分娩镇痛后并发症的处理。

三、麻醉护士

1. 协助麻醉医师完成操作。
2. 配置镇痛泵。
3. 毒麻药物的管理登记。
4. 物品、药品的补充、收费。
5. 设备的清洁保养、登记。
6. 配合即刻剖宫产麻醉及抢救。
7. 分娩镇痛后随访。

四、助产士

1. 开放静脉输液通道。
2. 调整产妇体位为侧卧位或半坐位。
3. 监测产妇 BP、HR、RR、SpO_2、宫缩、胎心等。
4. 观察产程，调整宫缩。
5. 异常情况报告产科医生及麻醉医师。

五、新生儿科医生

当出现新生儿窘迫等情况时抢救新生儿。

第七节　镇痛效果欠佳的处理

分娩镇痛开始后，麻醉医师应根据产妇镇痛效果及其他相关情况随时调整处理。分娩镇痛过程中，突然出现的疼痛短暂性剧烈发作成为爆发痛。一旦产妇出现爆发痛，当疼痛 VAS 评分>3 分时，产妇会感到明显的痛觉，此时，就需要根据情况及时采取补救措施改善镇痛效果，宜将分娩期疼痛控制在 VAS 评分≤3 分。

一、宫缩疼痛加剧

原因：随着产程的进展，宫口逐渐扩张，宫缩强度逐渐增强，产妇宫缩疼痛越来越剧烈。另外，分娩过程中出现宫缩乏力时，常使用缩宫素促进宫缩，缩宫素的使用可显著增加产妇的宫缩疼痛强度。

处理：一般可以给予自控剂量镇痛药，适当增加局麻药物的浓度和追加剂量，若追加高浓度药物后效果仍然不佳，可尝试更换局麻药物种类。例如，常采用增加罗哌卡因的浓度到 0.125%，追加剂量 8 mL，该措施通常可以提供满意的镇痛效果。

二、硬膜外导管故障

原因：产妇改变体位、出汗、意外牵拉硬膜外导管等原因可导致硬膜外导管移位、脱落、打折或受压。

处理：首先应对产妇疼痛的性质和部位进行评估，评估硬膜外导管是否在位、是否打折受压和给药设备的功能状况，检查阻滞的感觉平面；调整硬膜外导管至合适的位置；硬膜外腔给予补充剂量的镇痛药物；必要时要与产妇和产科医生进行充分沟通，进行硬膜外重新穿刺置管或采取其他补救措施。

三、产科因素

原因：有些产科因素也可能导致镇痛效果欠佳，如持续性枕后位、持续性枕横位等。

处理：需产科医生判断具体原因，纠正胎方位。

第八节　填写分娩镇痛与麻醉记录单

椎管内分娩镇痛操作完成后应进行认真详细的记录。记录内容应涵盖评估、操作、镇痛效果和安全性评价、并发症及随访等。记录内容应持续至分娩镇痛结束。根据产程进展定时记录，严密监测，直至分娩结束后 2 h 停止分娩镇痛。此记录应作为病历的一部分进行保存。

分娩镇痛记录单包括产妇的一般情况、镇痛方式、镇痛药物的浓度和剂量、穿刺的间隙、生命体征(BP、HR、SpO_2、RR、ECG)、阻滞平面、疼痛评分、运动神经阻滞评分、镇痛的时间、胎心及宫缩情况、分娩方式、缩宫素应用情况、新生儿 Apgar 评分、产程时间及分娩过程中发生的并发症及处理情况等。模板见附件 2。

第九节　分娩镇痛期间的液体管理

一、建立静脉通道

在分娩镇痛开始之前应开放静脉通路，以便“即刻剖宫产”麻醉及异常情况抢救静脉用药。这是保障母胎安全的重要环节，待产过程中宫缩乏力，可通过静脉通道应用缩宫素。

二、分娩镇痛期间液体管理

根据产妇是否严格禁食水，是否合并下列情况(如低血压、发热、恶心呕吐等)或疾病(如妊娠高血压综合征、妊娠期糖尿病、心脏或肾脏疾患等)，决定给予输液种类及液体输注的速度；注意监控产妇尿量，避免液体过负荷。分娩镇痛期间，根据产妇需要维持液体输注至分娩结束。

第十节 分娩镇痛期间的饮食管理

美国麻醉医师学会产科麻醉指南建议：为了减少待产过程中发生紧急情况需要全麻紧急剖宫产时发生反流误吸的风险，产妇在进入产房后宜避免摄入固体食物，推荐仅饮用高能量无渣饮料，其兼具减少反流误吸的风险及补充能量的作用。目前，我国大部分医院尚未完全实行产程中禁食固体食物，但对于高危产妇（病态肥胖、糖尿病、困难气道、妊娠合并症、瘢痕子宫二胎、不确定性胎心异常等），产程中应严格禁食固体食物。

（沈晓凤　冯善武）

参考文献

[1] WONG C A, SCAVONE B M, PEACEMAN A M, et al. The risk of cesarean delivery with neuraxial analgesia given early versus late in labor. N Engl J Med, 2005, 352: 655-665.

[2] WANG F, SHEN X, GUO X, et al. Epidural analgesia in the latent phase of labor and the risk of cesarean delivery: a five-year randomized controlled trial. Anesthesiology, 2009, 111: 871-880.

[3] SHEN X, LI Y, XU S, et al. Epidural analgesia during the second stage of labor: a randomized controlled trial. Obstet gynecol, 2017, 130(5): 1097-1103.

[4] FRÖHLICH S, TAN T, WALSH A, et al. Epidural analgesia for labour: Maternal knowledge, preferences and informed consent. Ir Med J, 2011, 104: 300-302.

[5] TORVALDSEN S, ROBERTS C L, BELL J C, et al. Discontinuation ofepidural analgesia late in labour for reducing the adverse delivery outcomes associated with epidural analgesia. Cochrane Database Syst Rev, 2004, (4): CD004457.

附件 1

分娩镇痛与麻醉知情同意书

产妇姓名　　　　　　年龄　　　岁　　床号　　　　　住院号

目前诊断：

拟行镇痛方式：☐ 椎管内镇痛　　☐ 静脉镇痛　　　☐ 其他镇痛 ____________

分娩镇痛是减轻产妇子宫收缩痛的一种镇痛方法，由于产妇对疼痛的感受存在个体差异，并不能达到完全无痛。椎管内镇痛是目前国内外镇痛效果最确切，技术最成熟的镇痛方法，镇痛及产程中产妇神志清楚，可主动参与分娩过程；对于不适合行椎管内镇痛的产妇可以选择其他镇痛方式。

产程进展中病情变化如需紧急中转剖宫产时，可利用已留置的硬膜外导管快速实施剖宫产手术的麻醉。有椎管麻醉禁忌证的产妇或情况危急的产妇、未留置硬膜外导管等情况，为了给母胎安全争取宝贵时间，需要进行全身麻醉。

由于已知或无法预见的原因，上述镇痛及麻醉方法可能发生失败、并发症或某些难以防范和处理的意外情况；即使在医务人员已认真尽到工作职责和合理的注意义务的情况下，镇痛或麻醉期间、镇痛或麻醉后近期仍有可能发生如下医疗风险：

☐ 1. 麻醉意外：药物过敏，局麻药毒性反应，高敏反应或休克。

☐ 2. 心脑血管意外：心律失常，急性心肌梗死，心力衰竭，心搏骤停；脑栓塞，脑出血，脑水肿。

☐ 3. 呼吸系统意外：呕吐、反流误吸、气道梗阻、窒息、吸入性肺炎、呼吸抑制、呼吸衰竭。

☐ 4. 妊娠子宫压迫腹部大血管发生仰卧位综合征，导致血压下降，调整体位后是可以改善的。

☐ 5. 全脊麻、广泛阻滞、硬膜外血肿截瘫，神经根及脊髓损伤，腰背痛、头痛、尿潴留、感染、产后下肢局部有麻木感等神经并发症。

☐ 6.. 分娩镇痛期间，可能出现短暂一过性胎心率异常、发热、尿潴留、皮肤瘙痒等不良反应。

☐ 7. 因产妇本人或其他综合因素致产程延长，宫缩乏力，依据产科具体情况可能行器械助娩或剖宫产。

☐ 8. 不适合行椎管内镇痛者，应用静脉镇痛可能导致产妇困倦、嗜睡、新生儿呼吸抑制等。

☐ 9. 由于产妇存在个体差异，对疼痛的耐受和敏感有所不同，部分产妇疼痛感觉减轻不明显。

☐ 10. 麻醉及精神类药品的使用执行国家《麻醉药品、第一类精神药品管理条例》相关规定。

☐ 11. 全麻下紧急剖宫产需要进行气管插管，插管过程中可能损伤牙齿、牙龈及黏膜。

☐ 12. 其他，如分娩期间改剖宫产，术后应用镇痛泵　　☐ 是　☐ 否

麻醉医师将严格执行医疗规章制度并采取必要的预防和救治措施以合理地控制医疗风险，就目前能够达到的医疗技术水平，仍有可能出现不能预见、不能避免且不能克服的其他情况，一旦发生上述情况有可能导致产妇不同程度人生损害和不良后果。

本同意书医方已履行了告知义务，产妇和家属同意并表示理解，产妇已享受知情及同意的权利，其内容为双方真实意思的表示，经医患双方慎重考虑并签字后生效。

产妇或法定代理人签字：　　　　　　　　　　麻醉负责医师签字：

签字日期：　　　　　　　　　　签字日期：

附件 2

分娩镇痛与麻醉记录单

住院号　　　　　　床号　　　　　　日期　　　　　　编号

一般情况：姓名　　　　年龄　　岁　身高　　cm　　体重　　kg
血压　　mmHg　脉搏　　bmp　呼吸　　bmp　体温　　℃　宫口开　　cm
诊断

ASA 分级
其他：

镇痛方法：□硬膜外穿刺　　□腰麻穿刺　　□静脉镇痛　　□镇痛泵
穿刺点：　　　　试验剂量
镇痛泵配方：
镇痛泵设置：总量：　　mL　首次量：　　mL　持续输液量：　　mL　锁定时间：　　min
锁定剂量：　　mL

镇痛效果及观察

观察时间	BP (mmHg)	HR (bpm)	RR (bpm)	SpO_2 (%)	体温 (℃)	平面	Bromage 评分	VAS 评分	处理
镇痛前									
给药后5 min									
10 min									
15 min									
20 min									
25 min									
30 min									
分娩结束									
附记									

分娩方式：　　　　　　原因：
新生儿：Apgar 评分　1 min　　分　5 min　　分　体重：　　g　第一产程时间：
缩宫素：麻醉前　　u　麻醉后　　u　第二产程时间：
镇痛开始：　　　　结束时间：　　　　第三产程时间：

注：镇痛 30 min 后，根据产妇情况随时记录

麻醉医师　　　　　　　　麻醉医师
麻醉护士　　　　　　　　麻醉护士

第九章　分娩镇痛期间的产程管理

第一节　产妇生理特点

妊娠过程中，在胎盘产生激素的参与和神经内分泌的影响下，母体解剖、生理等各方面都发生着一系列适应性变化。除生殖系统和乳腺外，发生包括心血管系统、血液体液、泌尿系统、消化系统、内分泌系统、皮肤、新陈代谢、骨骼关节韧带等多方面的变化。

一、生殖系统

妊娠过程中，生殖系统变化最为显著的是子宫。子宫体积逐渐增大，至妊娠足月容量近 5000 mL，是非孕期的 500~1000 倍。为适应胎儿胎盘循环需要，子宫血流量也不断增加，足月时子宫血流量为 450~600 mL/min。宫缩可导致子宫血流量减少，分娩时过强过频宫缩可致胎儿宫内缺氧。在胎儿胎盘娩出后，子宫剧烈地收缩是产后迅速止血的主要机制。

二、循环系统

妊娠过程中，增大的子宫可抬高膈肌，心脏向左上前移位。心率增快，晚孕期休息时每分钟增加 10~15 次。心脏容量至妊娠末期增加 10%。妊娠过程中，外周阻力下降，心率和血容量增加，心排出量增加，32~34 周达到高峰，持续至分娩。左侧卧位心排出量较未孕时增加 30%，以适应子宫胎盘充足的血供。产程发动后，第二产程心排出量进一步增加。妊娠合并心脏病的孕妇在 32~34 周、分娩和产后 3 天心脏负担最重，是心衰的高发时期。妊娠期由于外周阻力下降，血液稀释，脉压有所增加。孕妇体位会影响血压变化，妊娠晚期仰卧位时，增大的子宫压迫下腔静脉，回心血量减少，加上心排出量减少致使血压下降。分娩镇痛过程中，外周血管扩张，如果进一步减少回心血量，可能造成仰卧位低血压综合征。故在分娩镇痛时，首先应建立静脉通道，进行心电监护，避免长期仰卧位，如果血压下降，可增加液体入量、必要时给予升压药物。

三、血液的改变

妊娠期血容量增加，以满足子宫胎盘及胎儿生长发育，32~34 周血容量达到高峰，平均增加 1450 mL，维持至分娩。血浆量增加超过红细胞，可表现为血液稀释。妊娠期血小板计数变化不大，部分孕妇妊娠期由于血液稀释会出现血小板减少。采用分娩镇痛时需了解血小板有无明显减少。一般情况下，妊娠过程处于生理性高凝状态。若孕产妇并发子痫前期、患肝病等情况，病情严重时会影响凝血功能。在进行分娩镇痛前，应全面了解孕产妇情况。

四、呼吸系统

妊娠期肺活量不受影响，肺通气量增加 40%，以利于孕产妇和胎儿的氧需。呼吸频率变化不大，呼吸道黏膜增厚、轻度充血、水肿，易发生上呼吸道感染。

五、泌尿及消化系统

增大的子宫可以压迫输尿管，妊娠晚期，胎头入盆，膀胱受压、可发生尿频、尿失禁。分娩后鼓励产妇饮水、排尿，避免膀胱潴留。产后消化系统功能减弱，易发生便秘。

六、体重

妊娠过程体重不断增加，正常足月孕妇妊娠期间平均增长 12. 5kg。肥胖孕妇增加了分娩镇痛的难度。

第二节　填写分娩镇痛期间的产程管理

1994 年，WHO 确定到 2015 年“人人享受生殖健康”的全球共同奋斗目标，提出“分娩镇痛，人人有权享受”的口号。理想的分娩镇痛对促进阴道分娩有重要作用。小剂量麻醉性镇痛药和低浓度局麻药联合用于腰麻或硬膜外分娩镇痛是首选的组合。分娩镇痛的目的是有效缓解疼痛，同时有利于增加子宫血流，减少产妇因过度换气而引起的不良影响。产妇自临产到第二产程均可分娩镇痛。产科医生需加强与麻醉医师的交流沟通，科学管理产程、改善分娩疼痛、保障母胎安全、促进阴道分娩。

一、临产

临产的重要标志为规律且逐渐增强的子宫收缩，宫缩持续 30 s 以上，间歇 5~6 min，同时伴随宫颈管的消失，宫口扩张和胎先露的下降。临产的时间确定常为回顾性，且较为主观。

在先兆临产阶段，如有不规则宫缩、胎儿下坠、见红等表现，但尚未建立正规宫缩，没有出现宫颈的改变和胎先露的下降，孕妇如果由于紧张过早住院，可能带来不必要的医疗干预。在此阶段的紧张、不适、过度疲劳可予以镇静休息。

二、产程分期

分娩全过程称为总产程，指从规律宫缩开始至胎儿、胎盘娩出的全过程。临床上分为3个产程。

第一产程：从临产开始到宫口开全至10 cm为第一产程。主要表现为规律宫缩、宫口扩张、胎先露下降和胎膜破裂。第一产程分为潜伏期和活跃期。潜伏期为宫口扩张的缓慢阶段，一般情况初产妇不超过20 h，经产妇不超过14 h。活跃期为宫口扩张的加速阶段，常常在宫口开至4~6 cm进入活跃期，直到宫口开全。此期宫颈扩张速度超过0.5 cm/h。

第二产程：为宫口开全至胎儿娩出，又称为胎儿娩出期。目前，多采用4—3—3—2原则评价第二产程的时限，即初产妇实施分娩镇痛者不超过4 h，未实施分娩镇痛者不超过3 h，经产妇实施分娩镇痛者不超过3 h，未实施分娩镇痛者不超过2 h。但在处理产程时不应盲目等待时间超过上述标准方才评估处理，在出现延长趋势时即应由经验丰富的医师进行母胎情况评估，决定下一步处理方案。

第三产程：为胎儿娩出到胎盘娩出的时间，又称胎盘娩出期。一般5~15 min，不超过30 min。

三、产程处理

(一)第一产程

第一产程为正式临产到宫口开全的时期。在此阶段，产妇开始自觉规律性宫缩，痛感不断加强，其精神状态可影响到宫缩和产程的进展。积极沟通、精神支持、必要的镇静镇痛可以增强产妇自然分娩的信心，有助于分娩顺利进行。

1. 临床表现

(1)规律性宫缩：第一产程开始时，子宫表现出规律性宫缩，持续时间较短约30 s，间歇较长约5~6 min，随着产程的进展，宫缩逐渐增强，频率增加，间歇期缩短。当宫口开全时，宫缩持续时间可长达1 min，间歇1~2 min。

(2)宫口扩张：孕妇表现为宫颈管逐渐变软、缩短、消失、宫颈管展平后逐渐扩张。当宫口开全时，子宫下段、宫颈管、阴道共同形成柔软的桶形产道，以利胎儿娩出。

(3)胎先露下降：随着产程进展，胎先露部逐渐下降，活跃期后快速下降，直到先露部达到外阴口。

(4)胎膜破裂：当宫缩时，先露前方羊膜腔内压力达到一定程度会发生胎膜破裂，自然分娩时胎膜多在宫口临近开全时破裂。

2. 产程监护及处理　产程过程中持续观察和监护，了解母胎情况，尽早发现异常，及时处理。

(1)母体监护：母体方面，及时了解母体一般情况，监测产妇生命体征，如产妇有循环、呼吸等合并症或并发症，还应监测呼吸、氧饱和度、尿量等，并记录。对于有合并高血压、糖尿病的孕产妇要加强血压、血糖等监测。当出现产前阴道流血时，应警惕前置胎盘、胎盘早剥、前置血管破裂等情况。宫颈扩张及胎先露下降的监测包括：经阴道检查了解骨盆、产道、宫颈管的消退、扩张、胎先露的高低、胎方位、胎先露前方有无脐带等。

(2)胎儿监护：在宫缩间歇期听诊胎心，随产程进展适当增加听诊次数。对高危妊娠或怀疑有胎儿窘迫者，可行电子胎心监测，了解胎儿心率、基线变异及与宫缩的关系，密切监测胎儿宫内情况。

(3)一般处理：鼓励少量多次无渣饮食。分娩镇痛建议不受宫口扩张程度的限制，但需加强胎心监护。如在潜伏期前(宫口扩张 0~4 cm)产妇进入产房接受分娩镇痛，无须禁食，推荐饮用高能量无渣饮料，宜避免摄入高油、高蛋白质的固体食物。分娩镇痛开始之前应开放静脉通路，并维持至分娩结束，注意监控产妇尿量，避免液体过负荷。产程过程如宫缩不强，未破膜，可在室内适当休息，低危产妇适度活动和站立有助于缩短第一产程。分娩镇痛后由麻醉医师评估产妇下肢肌张力，鼓励产妇下床活动，但需由专人看护。鼓励产妇每 2~4 h 排尿一次，必要时导尿。

(4)潜伏期延长的处理：潜伏期延长指初产妇>20 h、经产妇>14 h。在排除头盆不称及胎儿窘迫的前提下，缓慢但仍有进展(包括宫口扩张及先露下降的评估)的第一产程不作为剖宫产指征。潜伏期延长的主要原因有以下几个方面。①产力异常：宫缩乏力是最常见的原因，以原发性宫缩乏力更为常见。②产道异常：骨盆入口异常是潜伏期延长的常见原因。骨盆入口倾斜角度过大或存在头盆不称，都会影响胎头衔接。③胎儿异常：巨大儿、羊水过多、子宫纤维过度伸展或胎头衔接不良，都会导致宫缩乏力，而使潜伏期延长。胎位异常如枕后位、枕横位等也是常见原因。④产妇精神心理因素：过度焦虑、紧张、进食不足及消耗增加，最终导致宫缩乏力。当发现协调性宫缩乏力时，首先明确病因，查看有无头盆不称或者胎位异常的情况，若估计不能经阴道分娩，及时剖宫产。如无头盆不称或胎位异常的情况，无胎儿窘迫，估计可经阴道分娩，应加强宫缩。当宫口开至≥3 cm 时，人工破膜可使胎头直接压迫子宫下段和宫颈内口，引起宫缩，并可了解羊水性状。如破膜后宫缩无改善，可予以缩宫素加强宫缩。对于不协调性宫缩乏力，应镇痛处理，充分休息后多可恢复协调宫缩。如伴有胎儿窘迫，或处理后仍无改善，选择手术。

(5)活跃期异常：从活跃期起点(4~6 cm)至宫口开全称活跃期，活跃期宫口扩张速度<0.5 cm/h 称活跃期延长。当破膜且宫口扩张≥6 cm 时，若宫缩正常，宫口停止扩张≥4 h；若宫缩欠佳，宫口停止扩张≥6 h 称为活跃期停滞。当宫口开至 4~5 cm 时，胎先露通常可达坐骨棘水平。活跃期产程不应该慢，如出现异常应积极处理，应每 2 h 进行

一次检查，不可盲目等待活跃期延长或停滞。若无进展，应首先进行阴道检查，排除头盆不称及胎儿窘迫后，如胎膜未破应人工破膜，破膜之后观察1~2 h，如宫缩不佳应考虑静脉滴注缩宫素。活跃期停滞且提示头盆不称，应行剖宫产手术。

（二）第二产程

第二产程为胎儿娩出期，即从宫口开全至胎儿娩出。第二产程的正确评估与处理和母体及胎儿的结局非常重要。要全面监护和评估第二产程的时限、宫缩情况、胎头高低、产妇一般情况等。应综合评估后，决定是否继续试产，不轻率改变分娩方式，也不能因评估有误而延误处理导致不良母胎结局。

1. 临床表现　宫口近开全时胎膜大多自然破裂。如仍未破膜，可在宫缩间歇期人工破膜。当胎头下降至盆底，产妇会因反射性排便感向下屏气用力，会阴膨隆变薄，肛门括约肌松弛，胎头拨露。当胎头双顶径越过骨盆出口，宫缩间歇期也不回缩，称为胎头着冠。随着产程继续，胎头娩出，随即胎肩和胎体娩出。经产妇时间短，有时仅需几次宫缩即可完成胎头娩出。

2. 产程监护及处理　第二产程宫缩频繁而强力，应增加胎心监测，可持续行胎儿电子监护。当胎心发生异常时，应立即进行阴道检查，评估进展，尽快结束分娩。每1 h进行一次阴道检查，了解胎头下降情况、胎方位、羊水情况、有无产瘤、胎头变形情况。指导产妇屏气用力，增加腹压。此期间不必停止分娩镇痛。必要时可给予静脉2.5 U缩宫素于500 mL生理盐水中，调整滴速加强宫缩。

3. 第二产程异常　包括胎头下降延缓、胎头下降停滞、第二产程延长。胎头下降延缓：初产妇胎先露下降速度<1 cm/h，经产妇<2 cm/h。胎头下降停滞：胎先露停留在原处不下降>1 h。第二产程延长：初产妇>3 h，经产妇>2 h（硬膜外麻醉镇痛分娩时，初产妇>4 h，经产妇>3 h），产程无进展（胎头下降和旋转）。第二产程异常时要高度警惕头盆不称，需立即综合评估，如无头盆不称或严重胎头位置异常，如胎头下降至≥+3水平，可用产钳或胎头吸引器助产；如处理后胎头下降无进展，胎头位置在≤+2水平，应考虑剖宫产。研究表明，随着第二产程时限延长，不良妊娠结局发生率升高。研究发现，第二产程>2.5 h致产妇产褥病率显著增高，>3 h致产妇产褥病率和新生儿病率显著增高。

总产程>24 h虽仍有阴道分娩的可能，不增加新生儿病率，但产后出血、会阴侧切、阴道助产、产时发热等概率增加，尤其第二产程较长者。故初产妇第二产程超过1 h，应关注产程进展，超过2 h必须由有经验的医师进行母胎情况全面评估，决定下一步的处理方案。对并发妊娠期高血压疾病、糖代谢异常、高龄初产的高危孕妇，第二产程不宜延长。各级医师应落实职责、加强监管，对有相对剖宫产指征的产妇在严密监护下试产，配合分娩镇痛，可以有效降低剖宫产率。

（三）第三产程

第三产程为胎盘娩出期，即从胎儿娩出到胎盘娩出，需5~15 min，不超过30 min。

1. 临床表现　胎儿娩出后，宫腔体积缩小，胎盘与子宫壁发生错位剥离，胎盘后积血，进一步子宫收缩，胎盘完全剥离娩出。

2. 为预防产后出血，可在胎儿前肩娩出后给予缩宫素 10~20 U 稀释后静脉使用，加强宫缩，预防产后出血。

3. 产后处理　产后检查胎盘胎膜是否完整。检查软产道有无裂伤。进行裂伤缝合。在分娩镇痛条件下，更有利于暴露产道，缝合裂伤或侧切伤口。

4. 产后观察　胎盘娩出后 2 h 是产后出血的高危时期，应在产房观察生命体征、阴道出血情况，注意宫缩、宫底高度、膀胱是否充盈、会阴阴道有无血肿，发现异常及时处理。产后 2 h 无异常，产妇及新生儿回病房。

四、特殊情况分娩注意事项

1. 子痫前期产妇　如选择阴道分娩，椎管内分娩镇痛可有效维持血压平稳、缩短产程进展、降低剖宫产率、改善母胎结局。分娩过程需观察自觉症状，如头疼、眼花等情况，监测血压，并继续口服或静脉降压；监测胎心变化；积极预防产后出血，产时不使用麦角新碱类宫缩剂以免升高静脉压。必要时使用硫酸镁预防子痫发生。

2. 妊娠期糖尿病产妇　妊娠期糖尿病产妇临产时情绪紧张和疼痛可使血糖波动，胰岛素用量不易掌握，严格控制产时血糖水平对母体和胎儿都十分重要。临产后仍可采用糖尿病饮食，产程中一般停用皮下注射胰岛素。孕前患糖尿病者静脉输注 0.9%氯化钠注射液加胰岛素，根据产程中测得的血糖值调整静脉输液速度（表 9-1）。新生儿分娩后应进行血糖监测。

表 9-1　妊娠期糖尿病孕妇分娩期胰岛素使用方案

血糖/($mmol \cdot L^{-1}$)	胰岛素量/($U \cdot h^{-1}$)	静脉滴注溶媒/($125\ mL \cdot h^{-1}$)
<5.6	0	5%葡萄糖
5.6~7.8	1.0	5%葡萄糖
7.9~10.0	1.5	0.9%氯化钠
10.1~12.2	2.0	0.9%氯化钠
>12.2	2.5	0.9%氯化钠

3. 妊娠合并心脏病产妇　心脏病妊娠风险低，且心功能Ⅰ级者通常可耐受分娩。胎儿不大、胎位正常、宫颈条件良好者，可在严密监护下经阴道分娩。分娩过程应心电监护、严密监测孕产妇的自觉症状、心肺情况。避免产程过长，分娩镇痛改善疼痛对血流动力学的影响。产程中如出现心力衰竭征象，应取半卧位，高浓度面罩给氧，必要时使用毛花苷 C 静脉。产程开始即使用抗生素预防感染。第二产程避免用力屏气增加腹压，应行会阴切开、阴道助产手术，尽量缩短第二产程。胎儿娩出后第三产程，应在产妇腹部放置沙袋，以防腹压突然下降诱发心衰。预防产后出血，禁用麦角新碱。产后出血多

应积极启动应急预案，及时输血输液，但注意液体负荷量。

4. 剖宫产术后再次妊娠阴道分娩　剖宫产术后再次妊娠阴道试产(trial of labor after cesarean，TOLAC)成功率为60%~70%，子宫破裂率通常低于1%。如有既往1次子宫下段剖宫产史，且无阴道试产禁忌，可予以试行。如有子宫破裂史，既往有高位纵切口的古典剖宫产，2次以上剖宫产史，“T”或“J”形切口或子宫肌瘤剔除病史，不适宜进行TOLAC。

实施剖宫产术后瘢痕子宫再次阴道分娩(vaginal birth after cesarean，VBAC)并不是椎管内分娩镇痛的禁忌证，充分缓解疼痛可以鼓励更多妊娠妇女选择TOLAC。分娩过程连续进行电子监护，可早期识别子宫破裂征象，如瘢痕部位压痛、异常阴道流血、血尿、低血容量休克、胎头回缩或位置升高。一旦发生子宫破裂，从硬膜外置管内给药使镇痛迅速转为硬膜外麻醉，保证急诊剖宫产的实施。产程如进展缓慢，或活跃期进展不佳，胎头下降受阻，应高度警惕子宫破裂风险，放宽手术指征。

(赵　茵)

第十章　助产士对分娩镇痛产妇的管理

第一节　分娩镇痛产妇的护理流程

1. 产妇入产房待产后，助产士翻阅产检记录，查看麻醉门诊的医学建议，评估产妇既往疼痛经历及镇痛药物使用史。做好分娩镇痛宣教工作，让产妇及家属知情选择。

2. 应用视觉模拟量表评估产妇疼痛程度，当产妇提出镇痛要求时，通知或告知麻醉医师。

3. 指导产妇半流质饮食，避免摄入固体食物，可饮用高能量无渣饮料。

4. 协助产科医生进行阴道检查，确认胎心监护、血凝、血常规检验结果无异常后，通知麻醉医师进一步评估，签订知情同意书。

5. 分娩镇痛前协助产妇排空膀胱，并开放静脉输液通道，使用缩宫素引产者暂时停滴缩宫素。

6. 镇痛后护理

(1)交接：与麻醉医师交接，核对产妇信息，查看腰椎穿刺点敷料的固定情况，观察有无渗血。协助产妇采取合适体位，妥善安置镇痛泵。

(2)观察与监测

1)监测生命体征和血氧饱和度，观察产妇神志、面色和甲床色泽，保持呼吸道通畅。

2)观察宫缩、胎心、宫口扩张及胎先露下降情况，注意胎心率变异及其与宫缩的关系。

3)观察镇痛效果，若出现镇痛不全或广泛运动阻滞，及时联系麻醉医师。

(3)补液：根据产妇个体情况决定输液种类及液体输注的速度，避免低血压或液体过负荷的发生。

(4)吸氧：镇痛后心率有异常情况可间断给氧，流量2~4 L/min。

(5)体位：协助并指导产妇采取自由体位，避免仰卧位，防止仰卧位低血压的发生。

(6)排尿：观察膀胱充盈情况，每2~4 h嘱产妇排尿一次，必要时给予导尿。

7. 拔管　分娩结束后，离室前，通知麻醉医师拔管，指导产妇保持穿刺点皮肤的清洁干燥，防止感染。

第二节　分娩镇痛产妇的产程管理

一、总产程与产程分期

分娩全过程即总产程，指从临产开始至胎儿、胎盘娩出的全过程，临床上可分为3个产程。

第一产程又称宫颈扩张期，指从临产开始到宫口开全(10 cm)，包括潜伏期和活跃期。目前，国际上将临产开始至宫口开至4~6 cm为潜伏期，此时期宫口扩张缓慢，初产妇一般不超过20 h，经产妇不超过14 h。宫口开至4~6 cm至宫口开全为活跃期，此时期宫口扩张显著加速，应≥0.5 cm/h。

第二产程又称胎儿娩出期，指从宫口开全至胎儿娩出。实施分娩镇痛者，初产妇最长不应超过4 h，经产妇不应超过3 h。

第三产程又称胎盘娩出期，指从胎儿娩出到胎盘娩出，需5~15 min，不应超过30 min。

总产程超过24 h为滞产。

二、第一产程管理

(一)评估与处理

1. 胎心　分娩镇痛后连续进行电子胎心监护，评估胎心率、基线变异及其与宫缩的关系，密切监测胎儿宫内状况。分娩镇痛相关胎心率减速常发生在镇痛后15~30 min，因此，镇痛后30 min内应加强胎心评估。一旦出现胎心减速，应分析胎心监护减速类型和胎心监护分类，立即采取吸氧、改变体位、停滴缩宫素的措施，必要时加快晶体液输注、使用宫缩抑制剂抑制宫缩，阴道检查了解产程进展、羊水性状及脐带与胎先露的关系，综合评估后决定分娩方式，及时与产妇和家属沟通，消除紧张、焦虑情绪。

2. 宫缩　分娩镇痛后连续进行电子胎心监护，通过仪器监测和腹部触诊两种方法评估宫缩频率、强度、持续时间和间歇时间。缩宫素引产者分娩镇痛前应停滴缩宫素，镇痛后30 min加强宫缩评估，根据宫缩适时复滴缩宫素并调整滴数。潜伏期每2~4 h记录一次宫缩，活跃期每1~2 h记录一次宫缩，缩宫素引产者每15~30 min记录一次宫缩。分娩镇痛有可能降低产妇体内促子宫收缩激素(前列腺素 E_2、皮质醇、内皮素)水平，易导致子宫收缩乏力。如对宫缩有影响，分析原因对症处理，并告知麻醉医师调整好药物剂量及浓度。

3. 宫口扩张和胎先露下降 通过阴道检查了解宫口扩张与胎先露下降程度。

(1)宫口开至0~3 cm时，每4 h评估一次；若潜伏期已超过8 h，干预措施以支持、镇静、镇痛、休息和缩宫素静脉滴注为主。

(2)宫口开至≥3 cm时，每2 h评估一次；若产程无进展，应汇报产科医生，配合医生实施人工破膜和缩宫素引产；活跃期的产程管理以积极处理为主。分娩镇痛可促进宫颈软化和盆底组织松弛，导致宫口扩张较快，与胎先露下降不同步，可让产妇在有人帮助的情况下，行走或坐彩球，这样有利于胎先露下降。

4. 胎膜破裂 胎膜多在宫口近开全时自然破裂。一旦发生羊水破裂，应迅速听胎心，观察羊水的色、量和性质，记录破膜时间，加强体温监测。若胎心有异常，应行阴道检查排除脐带脱垂。

5. 生命体征 分娩镇痛后给予间断吸氧，持续进行心电监护，观察并记录BP、HR、SpO_2、RR的变化。镇痛后30 min内易发生心率一过性增快或减慢等异常情况，应每5~10 min监测一次，加强评估。

(1)分娩镇痛可通过抑制交感神经引起外周血管扩张和体循环阻力降低，进而导致低血压，产程中应避免仰卧位，提前开放静脉通道，在镇痛前后输注晶体液扩充血容量以预防低血压。一旦发生低血压，应关注心率与血压的变化关系，同时立即汇报麻醉医师，遵医嘱使用麻黄素或去氧肾上腺素进行升压治疗。

(2)一旦出现低血氧、呼吸困难、严重低血压或血压升高、心率一过性增快或减慢等异常情况，应立即汇报麻醉医师，遵医嘱做好气道与循环管理，加强胎心监测。

(3)分娩镇痛时发热率增加，产程中应加强体温监测，保持室内温湿度适宜及空气流通。一旦体温≥37.5℃，应采取以下措施：①减少产妇衣物及盖被，指导多饮水，进清淡、易消化饮食；②适当补充晶体液；③增加体温监测频率，监测血常规、分泌物等指标变化，若体温持续升高，存在感染征象，应根据母胎监测情况给予物理降温、药物降温、抗感染等处理；④持续胎心监护，观察羊水性状，判断产程进展，适时缩短产程；⑤加强会阴护理，严格无菌操作，控制阴道检查次数。

(二)护理管理

1. 疼痛护理 分娩镇痛前应用视觉模拟量表评估产妇疼痛程度，评分≥4分时可根据产妇意愿做好镇痛准备。镇痛后应加强疼痛评估，分别于镇痛后即刻和镇痛后30 min各评估一次，之后1~2 h评估一次。疼痛评分≤3分为镇痛有效，≥4分时应分析原因并及时处理。镇痛不全的原因包括产科因素和镇痛相关因素(导管因素、神经阻滞范围不足或仅有单侧神经阻滞及镇痛液浓度或剂量过低)。一旦发生，应首先评估是否存在宫缩过强、胎方位异常、胎盘早剥、子宫破裂和膀胱膨胀等产科因素，必要时报告产科医生，积极配合处理。同时，检查导管位置情况，及时发现硬膜外导管移位或脱出。若确认为镇痛相关因素，应汇报麻醉医师处理。若排除病理产科及镇痛相关因素，可指导产妇结合按摩、呼吸和自由体位等非药物方法缓解疼痛。

2. 液体管理　详见第八章第九节。

3. 饮食管理　详见第八章第十节。

4. 活动与休息　分娩镇痛后 2 h 内鼓励产妇左侧卧位休息，2 h 后鼓励产妇采取舒适体位。指导低危产妇在室内适度活动，可采取坐、站、走、蹲等直立体位促进产程进展。

5. 排尿　分娩镇痛后尿潴留，应加强膀胱充盈状态评估，每 2~4 h 鼓励产妇排尿一次；产后鼓励产妇少量多次饮水，于产后 4~6 h 排尿。以协助下床排尿为主，若排尿困难，可给予穴位按摩、诱导排尿等方法，必要时导尿。

6. 精神心理支持　产妇的精神心理状态可影响镇痛效果和产程进展。分娩镇痛后应避免产妇独处一室，鼓励家属全程陪伴分娩，并安排专人护理，调动产妇积极与助产人员密切合作，以利于分娩的顺利进行。

三、第二产程管理

1. 用力时机　分娩镇痛可使产妇在第二产程排便反射减弱，无明显地向下屏气感，并缺乏由此引起的肛提肌、腹肌及膈肌的主动用力。若宫口开全即指导产妇用力，往往效果甚微，且延长用力时间，消耗产妇体力，增加胎心减速风险。因此，对于分娩镇痛的产妇来说，选择合适的用力时机至关重要。目前主张延迟用力，即宫口开全且产妇便意感强烈或阴道口见胎头后再开始用力。循证学证据表明，延迟用力可缩短使用腹压的时间、减少产钳率及减少产妇的疲乏感，提高产妇对分娩过程的满意度。

2. 接产准备　初产妇宫口开全、经产妇宫口扩张 6 cm 以上且宫缩规律有力时，做好分娩准备。

3. 麻醉　产妇盆底肌肉较紧时，可选择阴部神经阻滞麻醉；具有会阴切开指征时，可选择阴部神经阻滞麻醉、会阴局部浸润麻醉或通过硬膜外导管注入适量局麻药或镇痛药以减轻疼痛。

4. 限制性会阴切开　分娩镇痛可改善盆底条件，提高产妇依从性，提高限制性会阴切开率。只有出现以下情况时才考虑会阴切开术：会阴过紧或胎儿过大、估计分娩时会阴撕裂不可避免者，或母胎有病理情况亟须结束分娩者。阴道助产根据母胎情况和手术者经验决定是否会阴切开。

5. 接产体位　接产时综合评估产力、产道、胎儿和产妇精神心理因素，选择合适的接产体位。应尽量避免仰卧位，以降低胎心异常风险，增加自然分娩率。第二产程延长或需要加速分娩时可选择蹲位或坐位；急产或需要减慢第二产程时可选择侧卧位；胎儿较大或存在肩难产风险时可选择手膝位。侧卧位和手膝位分娩可提高会阴完整率，减轻会阴损伤程度。

6. 接产要点　向产妇做好分娩解释，取得配合。分娩时接生者控制胎头娩出速度，适度保护会阴，让胎头以最小径线(枕下前囟径)缓慢通过阴道口，减少会阴严重撕裂风险。

7. 无创接产步骤

(1)接生者站在产妇两腿中间，当胎头拨露使会阴后联合紧张时考虑上台接产。

(2)综合评估选择传统会阴保护法、单手控制胎头法或指法会阴保护。单手控制胎头法指接生者用一只手的掌心接触胎头，宫缩时匀速控制胎头娩出速度，每次用力以胎头露出阴道口外直径<1 cm 为宜。指法会阴保护是在单手控制胎头速度的基础上辅以指法会阴保护，可选择拇指法或双指法。

(3)胎头枕部在耻骨弓下露出时，不要刻意协助胎头仰伸。

(4)宫缩期嘱产妇张口哈气以解除腹压，宫缩间歇期稍向下屏气用力，使胎头缓慢娩出，避免会阴严重撕裂。

(5)胎头娩出后，左手自鼻根部向下挤压，挤出口鼻黏液和羊水。

(6)胎头娩出后右手应注意保护会阴，耐心等待下一次宫缩，不急于娩肩。

(7)胎头自然复位后，在胎儿下降过程中适度协助胎头外旋转，使胎儿双肩径与骨盆前后径一致。

(8)以耻骨弓为支点，左手向下向外轻压胎儿前肩至前臂的1/3，继之再托胎颈向外向上，使后肩从会阴前缘缓慢娩出，接生者换右手托胎儿肩部，左手托胎儿臀部，协助胎体及下肢以侧位娩出。

(9)将积血盆垫于产妇臀下以计算出血量。

8. 侧卧位接产步骤

(1)接生者的姿势：接生者面对产妇会阴取坐位，调节电动产床高度，使产妇臀部在助产士胸部正前方，助产士与产妇臀部的距离为一臂之内。

(2)接产手法：单手控制胎头下降速度，使胎头缓慢下降，同时指导产妇合理运用腹压以配合，见会阴后联合高度紧张或即将撕裂时可配合必要的手法保护。

(3)按胎头先露分娩机转，帮助胎头缓慢通过产道。

(4)胎头娩出后，嘱产妇轻轻使用腹压，帮助胎头自然外旋转和复位。

(5)协助胎儿双肩径与骨盆出口前后径保持一致。助产士单手协助耻骨下胎肩娩出。

(6)协助胎体娩出。

(7)协助产妇取截石位，将积血盆垫于产妇臀下计算出血量。

四、第三产程管理

第三产程按照常规进行新生儿处理、胎盘娩出及检查、会阴损伤修复、预防产后出血和产后观察等措施。实施人工剥离胎盘术前、宫腔探查术前和会阴损伤修复前可通过分娩镇痛硬膜外导管注入适量局麻药以减轻疼痛。若出现严重会阴裂伤、产后出血、重度子痫前期等并发症时，可汇报麻醉医师配合处理。如产后 2 h 无明显异常情况可离开产房。

第三节　分娩镇痛后常见的产科特殊情况及处理

一、宫缩乏力

子宫收缩力是产妇临产后主要的产力，贯穿于分娩的全过程。因此，产妇行分娩镇痛后，宫缩是否会受到影响，一直以来都是临床关注的热点。目前，椎管内分娩镇痛具有较好的镇痛作用，尤其对缓解产程早期的内脏痛具有明显的作用，但是在镇痛的过程中，子宫、膀胱等脏器平滑肌受到影响，易出现子宫收缩乏力、尿潴留等征象。因此，麻醉医师掌握分娩镇痛药物的剂量及浓度十分重要，助产士、产科医生、麻醉医师都应积极关注产妇子宫收缩的情况。

助产士应关注并及时评估宫缩的强度、频次、持续时间和间隙时间，掌握诱发较强子宫收缩的技术：①给予安静的环境，帮助其充分休息，有助于不协调的子宫收缩重新调整为协调性的子宫收缩；②保持膀胱空虚的状态，有利于胎先露的下降，促进宫口扩张和产程进展；③平卧位待产时骨盆可动性受限，骨盆相对狭窄，鼓励其侧卧位，排除脐带脱垂等直立位的禁忌证时，也可鼓励产妇采取坐位，增加胎先露与宫颈的贴合，从而激发宫缩；④因分娩镇痛而临时中断原缩宫素引产的产妇，在出现宫缩乏力征象时，应及时给予缩宫素复滴；⑤可适当让产妇牵拉乳头，促进子宫收缩。

宫缩乏力是分娩镇痛产妇产程中常见的产力异常，临床中一旦发现宫缩乏力产程延长，应该立即寻找原因，必要的时候配合医生行阴道检查，排除头盆不称和胎先露异常后，可协助医生采取加强宫缩的措施，如人工破膜和缩宫素静脉滴注。

在以上综合措施下，若产妇仍未出现有效的宫缩，应积极联合麻醉医师共同评估，必要时调整镇痛药的剂量和浓度。

二、宫口扩张与胎头下降不同步

宫口扩张的速度不但与子宫体肌收缩力有关，而且也取决于宫颈本身的条件，当宫颈质硬而厚时，只加强宫缩是无效的。产妇行分娩镇痛后，盆底肌处于放松状态，宫颈条件改善，宫颈口能迅速扩张。而胎头的下降是间歇性的，受子宫收缩的直接推动作用。分娩镇痛后，短时间内胎头并不能因为宫口的迅速扩张而迅速下降，因此在临床上常常会见到宫口扩张和胎头下降相对不同步的现象。

临床工作中，助产士应加强对这部分产妇产力、胎儿大小、产道和产妇精神心理因素的评估，给予合适的处理措施。

1. 心理护理　安慰产妇，给予家属陪伴，解除其紧张焦虑的情绪。

2. 改变体位　传统的仰卧位待产和分娩会增加产妇骨盆的倾斜程度，阻碍胎头入盆衔接、下降、内旋转等分娩机转，增加难产的机会。自由体位是引导胎儿下降最有效的方法之一，使用上身直立体位——蹲坐位、分娩球、跪位、手膝位、慢舞和摇摆移动骨盆，可以有效地促进胎儿下降，加快产程进展。

3. 改变异常的胎方位　持续性枕后位或枕横位时，胎头不能紧贴子宫下段及宫颈内口，常导致继发性宫缩乏力影响胎头下降。可指导产妇采取胎背或胎腹对侧卧位，必要时于活跃期末期及第二产程时，协助医生进行阴道内徒手旋转胎头术。

4. 加强宫缩　助产士应掌握诱发较强宫缩的技术，及时评估产程进展，排除头盆不称等异常情况后，配合医生行人工破膜术，必要时给予缩宫素静脉滴注。

5. 及时评估产程进展　了解宫口扩张与胎头下降情况，记录在产程图上，早期识别头盆不称等难产征象。

三、枕位异常

临床上普遍将宫口扩张和胎先露下降程度作为产程进展的判断标准，第一产程末，胎头到达盆底后，遇到肛提肌的阻力，在宫缩的推力和肛提肌的阻力下，二力共同促使胎头完成内旋转动作。实施分娩镇痛后，产妇盆底肌处于放松状态，胎头下降过程不能受到肛提肌阻力影响或影响较小，无法进行有效的俯屈和内旋转，从而使胎儿枕部不能自然转向骨盆前方。对于部分以枕后位或枕横位入盆的产妇来说，如不能进行恰当的产程管理，分娩镇痛会减少胎头自然转为枕前位的概率，增加形成持续性枕位异常的情况。

在产妇待产过程中，一旦被确诊枕后位或枕横位，助产士应给予以下帮助。

1. 产妇行胎背或胎腹侧卧位，腰部向后躬，含胸屈膝，下腿伸直，上腿屈曲腰部尽可能贴近床面，这种姿势加大了胎儿向下的重力，在胎背重力和羊水浮力的共同作用下，使胎背向产妇腹壁前方移动，同时带动胎儿枕部向前旋转，形成有利于胎头娩出的枕前位。

2. 潜伏期以支持疗法为主，保证产妇充分休息和营养，可给予静脉输液，补充能量和液体。

3. 活跃期应积极处理，不能盲目等待，宫口开全之前，嘱产妇不可用力屏气，以防止宫颈水肿影响产程进展。

4. 宫口开 3~4 cm 时，如产程停滞应汇报医生加强评估，排除头盆不称后，配合医生行人工破膜术。

5. 人工破膜后可观察 30~60 min 的宫缩，如宫缩欠佳，可遵医嘱给予缩宫素静脉滴注调整宫缩。

6. 第一产程末期或第二产程时，在宫缩良好的情况下，可配合医生行手法旋转胎头至枕前位。

7. 第二产程可充分运用手膝位使骶骨后移，增加后三角空间，增大骨盆出口横径，同时借助胎儿身体重力作用，促使胎头转为枕前位。

8. 充分评估产程进展，必要时配合医生行产钳助产术。

四、产妇不会使用腹压

产妇宫口开全进入第二产程后，目前临床普遍推荐产妇分娩时自主用力，但实施分娩镇痛的产妇，感觉钝化，即便宫口开全也无法感受到明显宫缩感，因此会对自然分娩有一定影响，需要在助产士的指导下使用腹压作为有效干预措施。在实际的临床工作中发现，分娩镇痛的产妇往往不会使用腹压，或使用腹压后胎头下降不明显，造成产程过长，产妇疲劳的现象。对于这种情况，助产士应该根据产妇的个体情况进行正确的判断，并给予合理的助产措施。

1. 再次评估产妇的产力、产道、胎儿及其配合程度，如宫缩好，产道宽敞，胎儿偏小，产妇配合程度好，可适当指导产妇运用腹压，使产妇在无痛下分娩。

2. 若胎儿较大，可鼓励产妇使用自由体位，如坐分娩球、蹲位用力、半蹲用力、半坐卧位等，利用直立位增加宫腔内压力和腹压，促使胎头下降。

3. 产妇无便意感，无子宫收缩的感觉，可告知麻醉医师适当停用自控镇痛泵，以恢复产妇的便意感。

4. 延时用力　对部分宫口开全，胎先露未达到+3 cm 的产妇，建议暂时不要用力，以免增加腹压使用时间，0.5 h 后再评估胎先露下降的情况。

5. 指导用力时机　一般宫口开全且产妇便意感强烈或阴道口见胎头后开始用力，不宜超过 1 h。

6. 密切观察产程的进展，分娩镇痛产妇第二产程不宜超过 3 h。

（周春秀）

参考文献

[1] 中华医学会麻醉学分会产科学组．分娩镇痛专家共识(2016 版)．临床麻醉学杂志，2016，32(8)：816-818.

[2] 中华医学会妇产科学分会产科学组．新产程标准及处理的专家共识(2014)．中华妇产科杂志，2014，49(7)：486.

[3] 中华医学会妇产科学分会产科学组，中华医学会围产医学分会．对“新产程标准及处理的专家共识(2014)”的理解和说明．中华围产医学杂志，2018，21(2)：81-83.

[4] Committee on Practice Bulletins-Obstetrics. Obstetric Analgesia and Anesthesia. ACOG Practice Bulletin：Clinical Management Guidelines for obstetrician-gynecologists，2019，133(3)：e208-e225.

[5] 中华医学会围产医学分会．电子胎心监护应用专家共识．中华围产医学杂志,2015,18(7):486-490.

第十一章　椎管内分娩镇痛常见不良反应和并发症及其处理

第一节　椎管内分娩镇痛的不良反应及处理

一、低血压

1. 原因　椎管内阻滞抑制交感神经，引起外周血管扩张，体循环阻力降低，可能会导致低血压。

椎管内分娩镇痛启动后低血压(通常定义为收缩压降低超过基础值的20%~30%或收缩压低于100 mmHg)的发生率约为10%。低血压的发生率可能与产妇的体位和袖带的位置有关，但与椎管内分娩镇痛的方法(硬膜外或硬腰联合阻滞)无关。

2. 危害　由于子宫胎盘灌注的自我调节能力非常有限，而直接与产妇的血压相关，产妇低血压会导致子宫胎盘灌注减少。未纠正的产妇低血压，尤其对于子宫胎盘机能不全(如子痫前期)的母胎二联体，可能会导致胎儿酸血症和缺氧。因此，产妇低血压的预防、早期发现和及时处理是非常重要的。

3. 预防　低血压的预防包括避免主动脉下腔静脉压迫，而液体治疗存在争议。

在椎管内分娩镇痛启动前或启动期间，快速静脉输注液体并不足以预防低血压，但它可能缓解低血压的严重程度，特别是当产妇处于脱水状态时。虽然一些研究者在健康产妇进行低浓度局麻药分娩镇痛时会常规输注500 mL晶体液，但缺乏证据支持这一做法。

4. 处理　在椎管内分娩镇痛启动后，应经常(每2~3 min)监测产妇血压并及时处理低血压。处理方法包括避免仰卧位以减轻腹主动脉和下腔静脉压迫、液体输注及静脉给予血管收缩药。

过去常静脉注射小剂量麻黄碱(5~10 mg)治疗产妇低血压，鉴于去氧肾上腺素所导致的胎儿酸血症较少，其已作为治疗剖宫产腰麻后低血压的首选药物，许多临床医生现在也使用小剂量去氧肾上腺素(50~100 μg)治疗分娩过程中的低血压，但这种情况下，升压药物的选择对新生儿的影响并没有报道。

考虑到椎管内分娩镇痛引起的这一不良反应发生的频率，升压药物应该随时准备好。

二、子宫收缩过频或胎儿心动过缓

1. 原因 胎儿心动过缓在硬腰联合和硬膜外分娩镇痛启动后都可观察到，通常是在最初的20~40 min，原因尚不清楚，可能与子宫张力增加导致的子宫胎盘灌注降低（子宫灌注是在子宫舒张期）和随后的胎儿缺氧有关。椎管内分娩镇痛的启动导致产妇肾上腺素的水平突然降低，肾上腺素通过激动 β_2-肾上腺素受体发挥抑制宫缩的作用。因此，肾上腺素水平的下降可能导致子宫收缩过频及子宫胎盘灌注减少。

有一些研究提示，椎管内注射较大剂量的阿片类药物容易引起胎心率的异常，但这一观点还需要大样本的证据支持。

2. 处理 胎儿心动过缓通常首先通过一系列宫内复苏的保守治疗来处理，包括以下几个方面。

（1）治疗产妇低血压：改变产妇体位以缓解腹主动脉和下腔静脉的压迫、静脉输液、应用升压药。

（2）给产妇吸氧。

（3）抑制过强的子宫收缩：停止给予外源性缩宫素；持续的子宫收缩过频可以通过特布他林皮下注射（0.25 mg）、硝酸甘油静脉注射（50~100 μg）或舌下含服（400~800 μg）来治疗。

（4）胎儿头皮刺激。

如果宫内复苏无效，需要产科医生及时启动即刻剖宫产流程。

三、瘙痒

1. 原因 瘙痒是椎管内使用阿片类药物最常见的不良反应，其发生率和严重程度是呈剂量依赖性的，鞘内注射发生率比硬膜外高。瘙痒的机制还不清楚，似乎与组胺释放无关，而是通过μ-阿片类受体介导，因此抗组胺药治疗无效，使用μ-阿片类受体拮抗剂则能减轻瘙痒。

2. 处理 在椎管内分娩镇痛实施后的最初几分钟，瘙痒通常最严重。大多数产妇不需要治疗，症状通常是自限性的，1 h后严重程度明显降低。

治疗严重瘙痒可使用μ-阿片类受体拮抗剂，如静脉注射纳洛酮40 μg或纳布啡2.5 mg，有研究提示纳布啡的治疗效果优于纳洛酮。如果没有改善，10~15 min后再使用一次。

昂丹司琼的治疗效果目前并不确定，丙泊酚在产科产妇中也未观察到治疗效果。

四、发热

无论是前瞻性观察性研究还是随机对照研究都显示，与未接受硬膜外分娩镇痛的产妇相比，接受硬膜外分娩镇痛的产妇发热（体温>38℃）的发生率增加，报道的发生率为1%~46%。

1. 概述　发热又称为发烧。由各种原因引起体温调节中枢的功能障碍，体温升高超出正常范围，腋窝体温（检测 10 min）超过 37. 3℃可定为发热。引起发热的原因很多，最常见的是感染。

2. 原因　硬膜外分娩镇痛引起的发热病因并不清楚，和感染似乎无关，因为预防性应用抗生素并不能降低发热的发生率。目前认为发热可能与非感染性炎症反应有关，在这些发热的产妇中，炎症因子 IL-6 的基线水平较未发热产妇高，最终的 IL-6 水平与硬膜外分娩镇痛的持续时间相关。

3. 对母胎的影响　与硬膜外分娩镇痛相关的产妇发热意义未知但值得关注，高热或者长时间发热可能对胎儿大脑产生有害作用，会导致器械助产率和剖宫产率的上升，但不会使新生儿败血症的发生率升高。此外，由于很难进行鉴别诊断（需产后胎盘组织学检查才能确诊），硬膜外分娩镇痛相关的发热会使绒毛膜羊膜炎的诊断复杂化。

4. 处理　对于体温升高的产妇，不应急于干预，但需加强监测，包括产妇体温和胎心率。

可通过改善产房室温及物理降温等措施来控制产妇体温。物理降温的措施主要包括冰袋降温、头部冷敷降温、温水擦浴降温等。

对于发热的产妇，需要检查血常规、C-反应蛋白和降钙素原来判断是否需要抗生素治疗。

持续发热时，产科医生需评估阴道分娩条件，必要时和产妇及家属沟通，进行相应的产科处理。

五、寒战

1. 原因　在分娩过程中，特别是实施硬膜外分娩镇痛后，寒战时有发生，但其机制并不明确。一些因素包括激素水平的改变，可能影响分娩过程中的温度调节。然而，也有一些寒战和温度调节无关，表现为血管扩张但体温正常。

硬膜外局麻药中添加阿片类药物可以降低寒战的发生，而添加肾上腺素能增加其发生，具体原因尚不清楚。

2. 处理　多数寒战无须特别处理，言语安慰及握住产妇的手常常可以缓解。必要时考虑采取一些保温措施。

六、恶心和呕吐

1. 原因　恶心和呕吐在分娩过程中常常发生。可能的原因包括妊娠、疼痛、低血压、阿片类药物对极后区催吐化学感受区和前庭器官的直接作用或阿片类药物引起的胃排空延迟。接受椎管内分娩镇痛的产妇较静脉应用阿片类药物镇痛的产妇及应用阿片类药物术后镇痛的产妇恶心呕吐的发生率显著降低。

2. 处理 分娩过程中发生恶心呕吐首先需要排除低血压、疼痛等原因，如有，则需积极对应治疗，单纯的对症处理通常并不需要。

目前，并没有与椎管内分娩镇痛相关的恶心呕吐防治研究。借鉴剖宫产或孕期非产科手术的经验，对于持续性的恶心呕吐，可以给予甲氧氯普胺和昂丹司琼。

七、尿潴留

1. 原因 膀胱和尿道括约肌受下胸段和上腰段交感神经纤维及骶尾部副交感神经支纤维的支配。椎管内使用局麻药阻滞骶部神经根，可能影响膀胱逼尿肌和内外括约肌的功能，引起尿潴留。椎管内使用阿片类药物抑制逼尿肌收缩，并通过抑制骶尾部副交感神经的传出以减少尿急的感觉。

目前，还不清楚什么程度的椎管内分娩镇痛会引起分娩过程中尿潴留，没有进行椎管内分娩镇痛的产妇也经常需要导尿。观察性的研究提示，行椎管内分娩镇痛的产妇产时及产后尿潴留发生率高于行非椎管内分娩镇痛或未进行镇痛的产妇，然而，是否存在因果关系还不清楚。

2. 处理 行椎管内分娩镇痛的产妇应定期评估尿潴留，特别是当出现爆发痛时，应注意鉴别诊断。多数产妇当膀胱充满时可以自行排尿，但有些可能需要导尿。

第二节 椎管内分娩镇痛的并发症及处理

一、硬脊膜意外穿破

一项超过30万例产妇的荟萃分析提示，使用硬膜外针或导管导致硬脊膜意外穿破的发生率是1.5%，其中硬脊膜意外穿破后头痛(post-dural puncture headache，PDPH)的发生率高于50%。

1. 硬脊膜穿破后的分娩方式 美国哈佛大学医学院布莱根妇女医院一项大样本的回顾性研究表明，意外穿破硬脊膜后，阴道分娩改剖宫产并不能显著降低PDPH的发生率，因此行分娩镇痛时意外穿破硬脊膜后，不需要更改分娩方式。

2. 分娩镇痛方式 硬脊膜的穿破可以是在硬膜外针前进时，也可以是在硬膜外导管无意中进入蛛网膜下腔时被发现。麻醉医师可以选择放置蛛网膜下腔导管实施连续蛛网膜下腔阻滞镇痛，或在另一个间隙(通常建议选择上一个间隙)重新置入硬膜外导管实施硬膜外分娩镇痛。

(1)选择连续蛛网膜下腔阻滞镇痛的优点：可以降低穿刺失败或硬脊膜再次穿破的风险，并且用药剂量无须尝试和调整，镇痛迅速起效。此外还有一个优点，即当转剖宫产时可以迅速提供腰麻满足剖宫产手术要求。但必须强调的是，在注药接口一定要做醒目的标记，注明导管是在蛛网膜下腔，人员交接班时也需特别强调，以防止将硬膜外剂量的局麻药误注入蛛网膜下腔发生全脊麻。

（2）选择硬膜外分娩镇痛的优点：可以避免将蛛网膜下腔导管误认为硬膜外导管，但需要注意的是经硬膜外导管注入的局麻药或阿片类药物，可能会通过硬脊膜穿破的孔，进入蛛网膜下腔，导致意外高平面的神经阻滞，所以镇痛药应该先小剂量试探性地给予，根据产妇反应再调整用量。

（3）虽然有研究提示蛛网膜下腔置管可降低 PDPH 的发生率和严重程度，但其作用存在较大争议，因此选择硬膜外分娩镇痛还是蛛网膜下腔镇痛，可以依据麻醉医师自己的判断和熟悉程度来决定，但是，对于一些特殊病例还需特别考虑，如病态肥胖产妇，重新硬膜外穿刺本身就很困难；瘢痕子宫的产妇，阴道分娩过程中发生子宫破裂需紧急剖宫产的风险很高。对于这些特殊产妇，发生硬脊膜意外穿破时，直接将硬膜外导管置入蛛网膜下腔可能是一个更好的选择。

3. PDPH 的治疗

（1）保守治疗：产后出现 PDPH 时，保守的治疗措施包括卧床、适当补液、口服镇痛药等。镇痛药物包括 NSAIDs、散利痛及阿片类药物等。

随机对照研究表明，加巴喷丁和普瑞巴林这两个治疗神经病理性疼痛的药物治疗 PDPH 也有效。

一项包括 5 个单位、涉及 126 例 PDPH 产妇的多中心大样本随机对照研究显示，氨茶碱治疗 PDPH 的效果非常明显，其用法为 250 mg 氨茶碱加入 100 mL 生理盐水中静脉滴注，超过 30 min 滴完，一天一次，一共两天。

（2）硬膜外血补丁：如保守治疗无效，可以考虑抽产妇静脉血进行硬膜外血补丁治疗。血补丁的最佳容量是 20 mL，但如果在缓慢硬膜外注射过程中产妇主诉背痛，则即使未到 20 mL 也应停止。

硬膜外血补丁是目前国际公认的治疗 PDPH 最有效的方法，但其缺点包括：①方法本身有创；②仍存在一定的失败率；③可能的并发症如背痛、神经根痛、误注自体血入蛛网膜下腔引起蛛网膜炎及椎管内感染等。此外需注意，感染和白血病是硬膜外血补丁明确的禁忌证。

二、呼吸抑制

无论何种给药途径，给予阿片类药物都可能发生呼吸抑制，并且是剂量依赖性的。椎管内给予阿片类药物引起呼吸抑制的危险因素包括：药物的选择和剂量，静脉给予阿片类药物和其他中枢神经抑制剂之间的相互作用。

阿片类药物脂溶性的高低影响呼吸抑制的发生时间。

1. 椎管内注射脂溶性阿片类药物可能会在 2 h 内发生呼吸抑制。

美国麻醉医师协会关于预防、监测和管理椎管内阿片类药物相关呼吸抑制的临床指南规定，椎管内注射脂溶性阿片类药物后，最初 20 min 应持续监测，之后每小时应监测一次，至少 2 h。持续输注时也应至少每小时监测一次呼吸。

2. 椎管内注射亲水性药物如吗啡，呼吸抑制是迟发性的，药物会停留在脑脊液中，几小时后向头侧迁移到达呼吸中枢，因此注射药物 6~12 h 后可能发生呼吸抑制。

阿片类药物的剂量对呼吸抑制的发生起决定性作用。如果在椎管内应用阿片类药物前胃肠外已经使用了该类药物，呼吸抑制的风险就更大，需避免这种情况。

三、局麻药全身毒性反应

意外注射局麻药到血管内导致局麻药全身毒性反应(local anesthetic systemic toxicity, LAST)，是椎管内阻滞灾难性的并发症。由于椎管内分娩镇痛使用的是低剂量局麻药，因此极少发生，但在使用间断脉冲式给药的镇痛装置时还是需要警惕 LAST。

1. 临床表现

(1)中枢神经系统症状：烦躁不安、头晕、耳鸣、口周感觉异常、说话困难、抽搐、意识丧失等。

(2)心血管系统症状：血压升高、心动过缓、心室功能抑制、室性心动过速和心室颤动。丁哌卡因的心脏毒性对于产妇可能是致命的。

2. 预防　预防局麻药全身毒性反应的措施如下所示。

① 每次推药之前需回抽针筒或导管。

② 应用局麻药的试验剂量，并考虑使用血管内标记物(如肾上腺素或芬太尼)。

③ 以 3~5 mL 逐渐增加局麻药量，每次间隔 15~30 s。

④ 制定一套防止意外静脉内用药的体系(如硬膜外药液和静脉药液分开存放)。

3. 处理　一旦发生 LAST，处理措施包括惊厥的治疗、氧供和支持通气，必要时启动高级心脏生命支持，子宫左倾和积极剖宫产娩出胎儿有利于提高复苏成功率。

静脉注射脂肪乳剂可以提高 LAST 的抢救成功率。美国局麻和疼痛医学会 2012 年更新了针对 LAST 的实践报告，将脂肪乳剂治疗的证据级别列为 B(资料来源于非随机的研究或实验室研究，得到许多个案报道和病例系列报告的支持)，推荐一旦发生 LAST 就考虑使用，紧随气道管理和心血管复苏：单次注射 1.5 mL/kg 的 20%脂肪乳剂，之后以 0.25 mL/(kg · min)持续输注直至循环稳定后至少 10 min。

四、高平面脊麻或全脊髓麻醉

1. 原因

(1)通过误入蛛网膜下腔或硬膜下腔的硬膜外针或导管注射高剂量局麻药可引起高平面脊麻或全脊髓麻醉。

(2)硬膜外腔注射过高剂量的局麻药也可引起高平面的阻滞。

（3）放置在硬膜外腔的导管也可能会移行到蛛网膜下腔或硬膜下腔。

（4）局麻药可能会通过硬膜外穿刺针在硬脊膜上造成的破孔，进入蛛网膜下腔，导致高平面阻滞。

2. 临床表现　高平面脊麻或全脊髓麻醉的症状包括躁动、严重低血压、呼吸困难、失声、意识丧失。意识丧失通常是由于大脑和脑干灌注不足，而不是大脑麻醉。

症状通常出现在意外鞘内注射几分钟内，但也可能发生在硬膜外或意外的硬膜下腔注射后 10~25 min。

3. 预防和治疗　椎管内注射局麻药后，麻醉医师应密切观察产妇是否有高平面的表现。仅靠回抽来排除蛛网膜下腔置管也是不可靠的，给予适当的试验剂量，并仔细评估产妇对试验剂量的反应，可以将风险降到最低。

治疗措施包括气道管理、通气、吸氧、循环支持、避免腹主动脉腔静脉压迫和监测胎心。

产妇可能不能活动但没有丧失意识，因此在循环稳定之后需要应用镇静催眠药。

五、背痛

有超过 50%的产妇在妊娠时和分娩后会有背痛的症状。产后背痛最重要的危险因素是产前存在背痛和不能将体重减少到妊娠前水平。虽然有一些观察性研究认为硬膜外分娩镇痛和产后背痛有关联，但随机对照研究发现，与静脉注射阿片类药物相比，硬膜外分娩镇痛并没有增加产妇背痛的发生率。

短期的背部触痛可能是由于穿刺部位的局部组织损伤，但通常在几天内可以缓解。

六、广泛运动阻滞

硬膜外反复或长时间注射局麻药后，可能会出现临床上显著的运动阻滞。广泛运动阻滞可能会在第二产程削弱产妇的力量，增加器械助产的可能。

处理的措施包括减低局麻药的浓度和停止局麻药的输注。

七、感觉改变

一些研究发现鞘内注射舒芬太尼后产妇的感觉可能发生改变，可能与鞘内注射的阿片类药物阻滞了 A-δ 和 C 纤维传入脊髓的信息，但不影响传出神经冲动有关，而与镇痛质量、镇痛持续时间、血流动力学改变无关。

如果这种感觉改变延伸到颈部皮节，产妇可能会觉得无法呼吸或吞咽，增加紧张情绪。此时应安慰产妇，并告知这些症状会在 30~60 min 减退。

八、神经阻滞时间延长

在极少数情况下，椎管内分娩镇痛的时间可能会超过预期，通常是由于硬膜外给予高浓度的局麻药联合肾上腺素导致，因此应避免使用高浓度局麻药。

若椎管内分娩镇痛后出现异常神经病学症状和体征，应立即寻找周围神经损伤或硬膜外血肿的证据。周围神经损伤通常会导致沿特定的外周神经分布的神经病学缺陷。而排除硬膜外血肿的证据有：①无背部疼痛；②单侧阻滞；③症状消退而不是加重。必要时进行影像学检查及会诊。

（黄绍强 孙 申）

参考文献

[1] SIMMONS S W, CYNA A M, DENNIS A T, et al. Combined spinal-epidural versus epidural analgesia in labour. Cochrane Database Syst Rev, 2007, (3): CD003401.

[2] KINSELLA S M, BLACK A M. Reporting of hypotension after epidural analgesia during labour. Effect of choice of arm and timing of baseline readings. Anaesthesia, 1998, 53(2): 131-135.

[3] SIMMONS S W, TAGHIZADEH N, DENNIS A T, et al. Combined spinal-epidural versus epidural analgesia in labour. Cochrane Database Syst Rev, 2012, 10: CD003401.

[4] PRESTON R, CROSBY E T, KOTARBA D, et al. Maternal positioning affects fetal heart rate changes after epidural analgesia for labour. Can J Anaesth, 1993, 40(12): 1136-1141.

[5] BANERJEE A, STOCCHE R M, ANGLE P, et al. Preload or coload for spinal anesthesia for elective Cesarean delivery: a meta-analysis. Can J Anaesth, 2010, 57(1): 24-31.

[6] LEE A, NGAN KEE W D, GIN T. A quantitative, systematic review of randomized controlled trials of ephedrine versus phenylephrine for the management of hypotension during spinal anesthesia for cesarean delivery. Anesth Analg, 2002, 94(4): 920-926.

[7] CLARKE V T, SMILEY R M, FINSTER M. Uterine hyperactivity after intrathecal injection of fentanyl for analgesia during labor: a cause of fetal bradycardia? Anesthesiology, 1994, 81(4): 1083.

[8] KUBERAN A, JAIN K, BAGGA R, et al. The effect of spinal hyperbaric bupivacaine-fentanyl or hyperbaric bupivacaine on uterine tone and fetal heart rate in labouring women: a randomised controlled study. Anaesthesia, 2018, 73(7): 832-838.

[9] COHEN S E, CHERRY C M, HOLBROOK R H, et al. Intrathecal sufentanil for labor analgesia: sensory changes, side effects, and fetal heart rate changes. Anesth Analg, 1993, 77(6): 1155-1160.

[10] WAXLER B, DADABHOY Z P, STOJILJKOVIC L, et al.Primer of postoperative pruritus for anesthesiologists.Anesthesiology, 2005, 103(1): 168-178.

[11] GANESH A, MAXWELL L G. Pathophysiology and management of opioid-induced pruritus. Drugs, 2007, 67(16): 2323-2333.

[12] COHEN S E, RATNER E F, KREITZMAN T R, et al. Nalbuphine is better than naloxone for treatment of side effects after epidural morphine. Anesth Analg, 1992, 75(5): 747-752.

[13] TAMDEE D, CHARULUXANANAN S, PUNJASAWADWONG Y, et al. A randomized controlled trial of pentazocine versus ondansetron for the treatment of intrathecal morphine-induced pruritus in patients un-

dergoing cesarean delivery. Anesth Analg, 2009, 109(5): 1606-1611.

[14] BEILIN Y, BERNSTEIN H H, ZUCKER-PINCHOFF B, et al. Subhypnotic doses of propofol do not relieve pruritus induced by intrathecal morphine after cesarean section. Anesth Analg, 1998, 86(2): 310-313.

[15] SHARMA S K, ROGERS B B, ALEXANDER J M, et al. A randomized trial of the effects of antibiotic prophylaxis on epidural-related fever in labor. Anesth Analg, 2014, 118(3): 604-610.

[16] GOETZL L, EVANS T, RIVERS J, et al. Elevated maternal and fetal serum interleukin-6 levels are associated with epidural fever. Am J Obstet Gynecol, 2002, 187(4): 834-838.

[17] LIEBERMAN E, COHEN A, LANG J, et al. Maternal intrapartum temperature elevation as a risk factor for cesarean delivery and assisted vaginal delivery. Am J Public Health, 1999, 89(4): 506-510.

[18] GOETZL L, COHEN A, FRIGOLETTO F J, et al. Maternal epidural use and neonatal sepsis evaluation in afebrile mothers. Pediatrics, 2001, 108(5): 1099-1102.

[19] YANCEY M K, ZHANG J, SCHWARZ J, el al. Labor epidural analgesia and intrapartum maternal hyperthermia. Obstet Gynecol, 2001, 98(5 Pt 1): 763-770.

[20] PANZER O, GHAZANFARI N, SESSLER D I, et al. Shivering and shivering-like tremor during labor with and without epidural analgesia. Anesthesiology, 1999, 90(6): 1609-1616.

[21] BROWNRIDGE P. Shivering related to epidural blockade with bupivacaine in labour, and the influence of epidural pethidine. Anaesth Intensive Care, 1986, 14(4): 412-417.

[22] SHEHABI Y, GATT S, BUCKMAN T, et al. Effect of adrenaline, fentanyl and warming of injectate on shivering following extradural analgesia in labour. Anaesth Intensive Care, 1990, 18(1): 31-37.

[23] WONG C A, SCAVONE B M, PEACEMAN A M, et al. The risk of cesarean delivery with neuraxial analgesia given early versus late in labor. N Engl J Med, 2005, 352(7): 655-665.

[24] CHANEY M A. Side effects of intrathecal and epidural opioids. Can J Anaesth, 1995, 42(10): 891-903.

[25] KUIPERS P W, KAMPHUIS E T, VAN VENROOIJ G E, et al. Intrathecal opioids and lower urinary tract function: a urodynamic evaluation. Anesthesiology, 2004, 100(6): 1497-1503.

[26] GROVE L H. Backache, headache and bladder dysfunction after delivery. Br J Anaesth, 1973, 45(11): 1147-1149.

[27] WEINIGER C F, WAND S, NADJARI M, et al. Post-void residual volume in labor: a prospective study comparing parturients with and without epidural analgesia. Acta Anaesthesiol Scand, 2006, 50(10): 1297-1303.

[28] MURPHY D F, NALLY B, GARDINER J, et al. Effect of metoclopramide on gastric emptying before elective and emergency caesarean section. Br J Anaesth, 1984, 56(10): 1113-1116.

[29] CARP H, JAYARAM A, STOLL M. Ultrasound examination of the stomach contents of parturients. Anesth Analg, 1992, 74(5): 683-687.

[30] BELIN Y, ZAHN J, BERNSTEIN H H, et al. Treatment of incomplete analgesia after placement of an epidural catheter and administration of local anesthetic for women in labor. Anesthesiology, 1998, 88(6): 1502-1506.

[31] CHOI P T, GALINSKI S E, TAKEUCHI L, et al. PDPH is a common complication of neuraxial blockade

in parturients: a meta-analysis of obstetrical studies. Can J Anaesth, 2003, 50(5): 460-469.

[32] CRAWFORD J S. Some maternal complications of epidural analgesia for labour. Anaesthesia, 1985, 40(12): 1219-1925.

[33] KATZ D, BEILIN Y. Review of the alternatives to epidural blood patch for treatment of postdural puncture headache in the parturient. Anesth Analg, 2017, 124(4): 1219-1228.

[34] WU C, GUAN D, REN M, et al. Aminophylline for treatment of postdural puncture headache: a randomized clinical trial. Neurology, 2018, 90(17): e1523-e1529.

[35] RUCKLIDGE M W. All patients with a postdural puncture headache should receive an epidural blood patch. Int J Obstet Anesth, 2014, 23(2): 171-174.

[36] HERMAN N L, CHOI K C, AFFLECK P J, et al. Analgesia, pruritus, and ventilation exhibit a dose-response relationship in parturients receiving intrathecal fentanyl during labor. Anesth Analg, 1999, 89(2): 378-383.

[37] FEROUZ F, NORRIS M C, LEIGHTON B L. Risk of respiratory arrest after intrathecal sufentanil. Anesth Analg, 1997, 85(5): 1088-1090.

[38] ALBRIGHT G A. Cardiac arrest following regional anesthesia with etidocaine or bupivacaine. Anesthesiology, 1979, 51(4): 285-287.

[39] NEAL J M, MULROY M F, WEINBERG G L, et al. American society of regional anesthesia and pain medicine checklist for managing local anesthetic systemic toxicity: 2012 version. Reg Anesth Pain Med, 2012, 37(1): 16-18.

[40] TO W W, WONG M W. Factors associated with back pain symptoms in pregnancy and the persistence of pain 2 years after pregnancy. Acta Obstet Gynecol Scand, 2003, 82(12): 1086-1091.

[41] LOUGHNAN B A, CARLI F, ROMNEY M, et al. Epidural analgesia and backache: a randomized controlled comparison with intramuscular meperidine for analgesia during labour. Br J Anaesth, 2002, 89(3): 466-472.

[42] YARNELL R W, EWING D A, TIERNEY E, et al. Sacralization of epidural block with repeated doses of 0.25% bupivacaine during labor. Reg Anesth, 1990, 15(6): 275-279.

[43] CHESTNUT D H, BATES J N, CHOI W W. Continuous infusion epidural analgesia with lidocaine: efficacy and influence during the second stage of labor. Obstet Gynecol, 1987, 69(3 Pt 1): 323-327.

[44] HAMILTON C L, COHEN S E. High sensory block after intrathecal sufentanil for labor analgesia. Anesthesiology, 1995, 83(5): 1118-1121.

[45] ABDOU W A, AVELINE C, BONNET F. Two additional cases of excessive extension of sensory blockade after intrathecal sufentanil for labor analgesia. Int J Obstet Anesth, 2000, 9(1): 48-50.

[46] CUERDEN C, BULEY R, DOWNING J W. Delayed recovery after epidural block in labour. A report of four cases. Anaesthesia, 1977, 32(8): 773-776.

第十二章　瘢痕子宫分娩镇痛的注意事项

既往剖宫产史的产妇再次妊娠的分娩方式为剖宫产术后阴道分娩（vaginal birth after cesarean section，VBAC）或再次剖宫产（repeated cesarean section，RCS）。“一次剖宫产，次次剖宫产”的理念在世界范围内曾一度盛行。近年来，VBAC 作为再次剖宫产的替代方法逐渐在临床推广应用，欧美各国产科指南相继出台，推荐有剖宫产史的产妇进行阴道试产（trial of labor after cesarean section，TOLAC）剖宫产。硬膜外分娩镇痛是国际公认的镇痛效果最好，使用最为广泛的分娩镇痛方法。《美国产科学会 2010 年 TOLAC 指南》支持在 TOLAC 过程中使用硬膜外分娩镇痛，希望通过有效的镇痛手段鼓励更多的有剖宫产史的再次妊娠妇女选择 TOLAC。2019 年 1 月，美国妇产科医生学会（ACOG）又再次更新了 TOLAC 的指南，将硬膜外分娩镇痛可以用于 TOLAC 作为 A 级建议推荐。

一、瘢痕子宫硬膜外分娩镇痛的必要性

我们回顾性研究了 2010 年 8 月至 2017 年 5 月在北京大学第一医院产科剖宫产术后阴道试产的产妇 103 例。结果发现，103 例剖宫产术后阴道试产的产妇中，23 例经再次剖宫产终止妊娠（22.3%）。BMI 指数高是再次剖宫产的独立危险因素，硬膜外分娩镇痛是再次剖宫产的独立保护性因素。在 80 例（77.7%）最终成功经阴道分娩的产妇中，硬膜外分娩镇痛组的第一产程明显长于未使用硬膜外分娩镇痛组。新生儿结局方面，硬膜外分娩镇痛组与非硬膜外分娩镇痛组胎儿窘迫的发生率及出生后 1 min、5 min Apgar 评分均无统计学差异。得出结论，硬膜外分娩镇痛与有剖宫产史的产妇行再次剖宫产概率降低有相关关系，但同时可增加剖宫产术后阴道分娩产妇第一产程时长。

事实上，有效的硬膜外分娩镇痛并不会掩盖子宫破裂的症状，因为最常见的子宫破裂征兆是胎心监护的异常，而不是异常的阴道出血及下腹剧痛。所以，常规使用硬膜外分娩镇痛将会使 TOLAC 产妇从改善分娩舒适度到提高母胎安全性上均受益。硬膜外分娩镇痛是其保护性因素，但硬膜外分娩镇痛的使用会延长剖宫产术后阴道分娩产妇第一产程时间。建议剖宫产术后阴道试产产妇积极采用硬膜外分娩镇痛技术，麻醉医师可以为剖宫产术后阴道试产产妇保驾护航。

二、瘢痕子宫硬膜外分娩镇痛的具体实施

在宫口开至≥1 cm 时取侧卧位腰椎$_{2\sim3}$或腰椎$_{3\sim4}$间隙穿刺，硬膜外头向置管 4 cm。平卧位后，注入实验剂量含 1∶20 万肾上腺素的 1.5%的利多卡因 3 mL，判断导管没有误入蛛网膜下腔及血管后，继续注入 0.1%罗哌卡因+0.5 μg/mL 舒芬太尼混合液 10 mL。10 min 后若视觉模拟疼痛评分仍>5 分，可追加 5 mL。硬膜外注药后 30 min，将产妇自控硬膜外分娩镇痛装置或脉冲镇痛泵接在硬膜外导管上。自控镇痛配方为 0.07%罗哌卡因 200 mL，含 0.36 μg/mL 舒芬太尼；其设置为背景剂量 PCA 剂量 4 mL/h，自控给药 6 mL/次，时间间隔 20 min，第二产程结束后终止硬膜外分娩镇痛。

三、如何及时发现子宫破裂

在分娩镇痛的具体实施中，产程管理及监护比分娩镇痛技术本身更为重要。因存在瘢痕子宫的产妇进入产程后，其主要风险是原手术瘢痕处发生破裂，从而导致不良母胎结局。对于瘢痕子宫产妇阴道试产子宫破裂的发生率相关数据多来自于存在剖宫产史的产妇，目前的研究认为，存在剖宫产史的产妇，再次妊娠尝试阴道分娩的过程中，子宫破裂的发生风险为 0.7%～1.2%，围产儿死亡的发生风险约为 0.13%。为了避免不良母胎结局的发生，应认真评价剖宫产术后阴道分娩相关风险，并进行密切的产程监测。

瘢痕子宫产妇分娩过程中子宫破裂的发生率虽然不高，但是其发生通常比较突然，并且容易造成灾难性结局，因此分娩过程需要产科医生进行持续的监测。子宫破裂的先兆表现多种多样，可能包括胎儿心动过缓、子宫张力增高、阴道出血、胎先露触诊不清及新发的下腹部疼痛。在这些表现中，最常见并且出现最早的表现是胎儿持续性心动过缓，所以对瘢痕子宫产妇建议产程中持续进行胎心监护。此外，瘢痕子宫产妇产程中一旦发生子宫破裂，需要尽早手术终止妊娠，因此全产程中建议饮用高能量清亮饮料，以保证紧急抢救时降低误吸风险。

（曲　元　赫英东）

参考文献

[1] Vaginal birth after cesarean delivery. ACOG practice bulletin No. 205：American College of Obstetricians and Gynecologists. Obstet Gynecol，2019，133：e110-e127.

[2] 丁婷，曲元，王东信．硬膜外分娩镇痛对剖宫产术后阴道试产母胎结局的影响．中华临床医师杂志，2017，11(23)：2440-2444.

[3] LANDON M B，HALLTH J C，LEVENO K J，et al. Maternal and perinatal outcomes associated with a trial of labor after prior cesarean delivery. N Engl J Med，2004，351：2581.

[4] American College of Obstetricians and Gynecologists. Practice bulletin No. 205：vaginal birth after cesarean delivery. Obstet Gynecol, 2019, 133(2)：e110-e127.

[5] RIDGEWAY J J, WEYRICH D L, BENEDETTI T J. Fetal heart rate changes associated with uterine rupture. Obstet Gynecol, 2004, 103：506-512.

第十三章　分娩镇痛转剖宫产

尽早了解产科的紧急情况、产妇的既往史、术前常规检查及产妇合并疾病情况，迅速评估气道。根据产妇及胎儿的状态、当时的医疗条件及麻醉人员麻醉技术选择麻醉方式。饱胃产妇预防反流误吸：非颗粒型抗酸剂、H_2-受体阻滞剂、胃动力剂、质子泵阻滞剂、环状软骨按压+快速顺序诱导。遵循术前访视和告知制度，向产妇及家属介绍麻醉方式及存在的风险，并签署麻醉知情同意书。如果时间紧迫，术前访视和签署知情同意书与术前准备同时进行。

第一节　麻醉方式的选择

麻醉方式的选择应根据产妇及胎儿的状态、当时的医疗条件和麻醉医师对各种麻醉方式熟练掌握的情况来决定。麻醉技术的选择应该做到个体化。对大多数剖宫产产妇而言，椎管内麻醉要比全身麻醉安全。在术中抢救复苏时(如子宫破裂、大出血及严重胎盘早剥等)，首选全麻。

一、椎管内麻醉的实施

1. 实施规范

(1)检查麻醉机，准备好复苏设备和药物。

(2)麻醉开始前常规开放静脉(18G 套管针)。

(3)产妇转移至手术台上，保持左倾 15°体位。

(4)输注晶体液 500~1000 mL。妊娠期高血压疾病产妇需根据血压予以适当的液体治疗。

(5)常规监测血压、心电图和脉搏血氧饱和度。

(6)鼻导管吸氧(5 L/min)。

2. 有留置的硬膜外导管　局部麻醉药一般选择1.5%~2%利多卡因、0.75%罗哌卡因或0.5%丁哌卡因，在紧急剖宫产时可用3% 2-氯普鲁卡因或1.73%碳酸利多卡因。硬膜外用药剂量可比非孕妇适当减少。

(1)通过硬膜外导管给予试验剂量：1.5%利多卡因+1∶200 000肾上腺素3 mL，3 min后确定无血管内或蛛网膜下腔内置管阳性征象。

(2)1.5%利多卡因15~20 mL或3% 2-氯普鲁卡因20~30 mL，3 min内全部给完。

3. 留置的硬膜外导管脱出或无效　监测胎心，若胎心稳定，经产科评估同意实施椎管内麻醉者，立即行硬膜外阻滞或腰硬联合阻滞。

(1)硬膜外阻滞：产妇侧卧位，选择腰椎$_{2\sim3}$或腰椎$_{1\sim2}$椎间隙作为穿刺点，留置导管4 cm。给予试验剂量：1.5%利多卡因+1∶200 000肾上腺素3 mL，3 min后如无血管内或蛛网膜下腔内置管阳性征象，立即分次注入1.5%利多卡因15~20 mL。

(2)腰硬联合阻滞：产妇侧卧位，选择腰椎$_{3\sim4}$或腰椎$_{2\sim3}$椎间隙作为穿刺点，经腰麻针穿刺成功后注入0.5%盐酸罗哌卡因注射液10~15 mg，或者0.5%丁哌卡因7~10 mg。退出腰麻针后，向头侧留置硬膜外导管备用，需要时从硬膜外给药。

(3)阻滞穿刺成功后产妇平卧，采用左倾15°体位直至胎儿娩出。

(4)在胎儿娩出前，无创血压监测调整为每隔1 min监测1次，胎儿娩出后每隔3 min监测1次。

(5)如果发生低血压(SBP<90 mmHg)，静脉注射麻黄碱5~10 mg/次或去氧肾上腺素50~100 μg/次，直到血压恢复正常。

二、全麻的实施

适应证：有椎管内阻滞禁忌证；胎心不稳定，经产科评估不能耐受椎管内阻滞时间者；术中须抢救和确保气道安全的产妇。

1. 做好术前气道评估，预先发现气道管理困难的产妇。确保吸引器正常工作，备好困难气道装置(如双管喉罩、可视喉镜、纤维支气管镜等)，预防反流误吸。

2. 实施常规监测，包括血压、心电图、脉搏血氧饱和度和呼气末二氧化碳。

3. 产妇保持子宫左倾15°，以及最佳通气体位状态。

4. 诱导前高流量(5~6 L/min)面罩吸氧3~5 min，或5~8次最大肺活量通气。

5. 产妇预吸氧的同时产科医生应做好手术准备(包括消毒并铺盖无菌单等)，待儿科医生到位后开始麻醉诱导。

6. 采用快速顺序诱导。静脉注射丙泊酚1.5~2.0 mg/kg+琥珀胆碱1.0~1.5 mg/kg或罗库溴铵0.6~1.0 mg/kg。对于妊娠期高血压疾病的产妇推荐使用0.5~1.0 μg/kg瑞芬太尼。如果血流动力学不平稳，也可静脉注射依托咪酯0.2~0.3 mg/kg或者氯胺酮1~1.5 mg/kg。接受硫酸镁治疗的产妇肌松药适当减量。可采用Sellick手法压迫环状软骨直至确定气管导管的正确位置及气囊充气为止。

7. 50%氧气+50%笑气(N_2O)+异/七氟烷 0.5MAC 或者 0.5~1MAC 的七氟烷吸入维持麻醉，直至胎儿娩出。胎儿娩出后可给予非去极化肌松药，适当追加芬太尼 150~250 μg 或舒芬太尼 10~30 μg 等阿片类镇痛药。降低吸入麻醉药浓度到 0.5MAC 以下，以免影响宫缩。

8. 避免过度通气，防止胎儿酸中毒。

9. 为防止术中知晓，必要时可静脉注射咪达唑仑 2~4 mg。

10. 建议手术结束前置入胃管排空胃内容物，并静脉注射托烷司琼，预防术后恶心呕吐。

11. 产妇完全清醒后拔除气管导管及胃管。

12. 术后镇痛可采用经静脉产妇自控镇痛(patient controlled intravenous analgesia，PCIA)或者 PCIA 复合超声引导下腹横肌平面阻滞(TAP)。

三、局麻下的加强监护麻醉的实施

1. 开放静脉。

2. 监测血压、SpO_2、心电图。

3. 产科医生将利多卡因逐层浸润麻醉进腹，直至胎儿娩出。

4. 胎儿娩出后，可以辅用镇静、镇痛药，必要时行全身麻醉(按饱胃处理)。

第二节　产科的困难气道

一、妊娠期孕产妇自身的生理性改变

肥胖、舌体肥大、气道水肿等情况，均增加了产科全麻气管插管失败的发生率。故对每例拟行产科手术的产妇，都应强调在术前进行气道评估的重要性，以预测在气管插管、面罩通气或置入声门上气道装置，甚至开放颈前通路时可能出现的困难。若推测产妇具备显著的困难气道指征，则不适宜采用快速序贯诱导法，应在其临产前，制定出特殊且详尽的麻醉管理和产科手术方案。

二、处理原则

1. 预充氧　呼吸暂停期间，预充氧能有效增加肺内的氧贮备。新鲜气体流量≥10 L/min，持续 2 min 的充分预去氮给氧。

2. 麻醉医师必须熟悉各种喉镜的使用(直接喉镜、可视喉镜)，掌握经气管导管(插管探条、光棒、可视管芯、纤维支气管镜)和声门上气道工具(引流型喉罩、插管型喉罩

及其他)的使用，了解它们各自的优势和局限性。

3. 如果首次尝试气管插管失败，第二次的插管操作应当交由现场最具临床经验的麻醉医师，换用其他的气道工具来实施。若预判外援无法即刻到达，在等待期间，推荐使用面罩供氧的方法，协助产妇通气，并为下一次插管做好准备。如仍计划第三次气管插管，只允许由经验最丰富的临床麻醉专家做最后的尝试。

第三节　麻醉药对母体与胎儿的作用

麻醉药和麻醉性镇痛药都有不同程度的中枢抑制作用，且均有一定数量通过胎盘进入胎儿血液循环。因此，在用药时必须慎重考虑用药方式、剂量、用药时间及胎儿和母体的全身情况。如果胎儿在药物抑制高峰时刻娩出，则有可能发生新生儿窒息，特别对早产儿更应慎重。

一、麻醉性镇痛药

1. 芬太尼

(1)目前，最常用于硬膜外分娩镇痛。低浓度局部麻醉药复合小剂量芬太尼(1~2 μg/mL)硬膜外给药，镇痛效果良好且对母胎无不良影响。

(2)芬太尼可迅速通过胎盘，在分娩过程中(分娩期间或实施剖宫产手术剪断脐带之前)使用芬太尼进行肌内注射或静脉注射，可增加新生儿呼吸抑制的发生率。

(3)静脉注射常用剂量为25~50 μg，作用高峰为静脉注药后3~5 min，作用时间为30~60 min。

2. 舒芬太尼

(1)目前，常用于硬膜外分娩镇痛。低浓度局部麻醉药复合小剂量舒芬太尼(0.4~0.6 μg/mL)硬膜外给药，镇痛效果良好且对母胎无不良影响。

(2)舒芬太尼可迅速通过胎盘，在分娩过程中(分娩期间或实施剖宫产手术剪断脐带之前)使用舒芬太尼进行肌内注射或静脉注射，可能引起新生儿呼吸抑制。

(3)作用时间为30~60 min。作用高峰为静脉注药后1~2 min。

3. 瑞芬太尼　在血浆中代谢迅速，分布半衰期1 min，消除半衰期约为6 min，持续使用无蓄积效应。对产妇可提供良好的镇痛，同时对胎儿无明显副作用，是重度子痫前期剖宫产术全麻诱导的首选阿片类药物。有研究表明，复合丙泊酚麻醉时，瑞芬太尼抑制重度子痫前期剖宫产术产妇气管插管反应的ED_{50}和ED_{95}分别为0.65 μg/kg和1.30 μg/kg。

二、镇静安定药

1. 咪哒唑仑　高度亲脂性，微溶于水，商品为盐酸盐。在体内释放出亲脂性碱基，可迅速透过胎盘，但透过量少于安定，对胎儿的影响尚不清楚。抗焦虑、催眠及抗惊厥的效力为安定的1.5~2倍。本身无镇痛作用，但可降低吸入全麻药的MAC，与麻醉性镇痛药有协同作用；有一定的呼吸抑制，对血流动力也有影响。在产科麻醉方面只宜用作不适用硫喷妥钠产妇的全麻诱导用药。

2. 右美托咪定(dexmedetomidine，Dex)　Dex是一种高选择性的α_2肾上腺素能受体激动剂，为咪唑类衍生物，目前在产科的麻醉中属于超说明书范围使用，而且大多为个案报道或样本量较少，缺少多中心、大样本的随机对照支持，使用前必须慎重考虑利弊。最近，陆续出现了一些与Dex的母胎药代动力学相关的研究，但未见关于Dex在人体胎盘转运方面的报道，也缺乏Dex在新生儿体内的分布代谢的研究报道。若要进一步推广Dex在产科麻醉的使用，还需要进行更多、更有力的研究。

3. 硫喷妥钠　1936年始用于产科，迄今仍用于分娩第二期，不影响子宫收缩，可迅速通过胎盘，但胎儿的摄取量与母体所用剂量不呈正比关系。本药用于妊娠期的半衰期，比非妊娠期者长2~3倍。硫喷妥钠静脉注射用于剖宫产时很少出现初生儿睡眠，这是因为静脉注射硫喷妥钠后，移行到脑内的硫喷妥钠浓度低，故不引起初生儿睡眠。健康新生儿的Apgar评分与所用剂量及脐静脉血中的药物浓度无直接相关。但是大剂量硫喷妥钠可能抑制新生儿呼吸，故应限制剂量不超过7 mg/kg。因胎儿窒息而需作急症剖宫产时，巴比妥类药对脑似有保护作用，故仍可考虑用本药作为麻醉诱导。

三、全身麻醉药

1. 氯胺酮　1968年用于产科，具有催产、消除阵痛、增强子宫肌张力和收缩力的作用，对新生儿无抑制，偶尔可引起新生儿肌张力增强和激动不安(有报道占2%)。氯胺酮静脉注射1.5 mg/kg，可作为全麻诱导，或在胎头娩出时静脉注射0.25 mg/kg，或在会阴侧切时静脉注射0.6~0.7 mg/kg。氯胺酮禁用于有精神病史、妊娠中毒症或先兆子宫破裂的孕妇。

2. 丙泊酚　为水溶性乳剂，催眠效能较硫喷妥钠强1.8倍。起效快，维持时间短，苏醒迅速。该药可透过胎盘，大剂量使用(用量超过2.5 mg/kg)可抑制新生儿呼吸。该药说明书强调：妊娠期丙泊酚除用作终止妊娠外，不宜用于产科麻醉。也有人报道：丙泊酚用于剖宫产有许多优点，产妇迅速苏醒，未引起新生儿长时间抑制。但丙泊酚无论用于全麻诱导或维持，很多产妇发生低血压，故应慎重。哺乳期产妇用后对新生儿安全尚有顾虑。

3. 依托咪酯　适用于血流动力学不稳定的产妇。静脉注射0.2~0.3 mg/kg可用于产妇的麻醉诱导，Apgar评分与硫喷妥钠相似。

4. 氧化亚氮　可迅速透过胎盘，母胎间的血浓度差为55%～91%，且随着吸入时间的延长而成比例增加。低浓度氧化亚氮对子宫收缩力有增强作用，使宫缩力与频率增加。用于产科麻醉时多采用半紧闭法做间歇吸入，可在分娩第一期末宫缩前20～30 s吸入。氧化亚氮用3 L/min，O_2用3 L/min，氧化亚氮浓度最高不超过70%。使用高浓度氧化亚氮时，应警惕抑制宫缩和缺氧的发生。

5. 恩氟烷与异氟烷　其镇痛作用比氟烷稍强，低浓度吸入对子宫收缩的抑制较轻，麻醉诱导则较氟烷慢。异氟烷与前述强效麻醉药一样，引起与剂量相关的子宫收缩抑制，浅麻醉时对子宫抑制不明显，对胎儿也无明显影响；深麻醉时对子宫有较强的抑制，容易引起分娩子宫出血，同时对胎儿不利。

6. 七氟烷与地氟烷　就七氟烷理化性质而言，该药较氟烷更易通透胎盘，对子宫收缩的抑制强于氟烷。地氟烷对血流动力学影响弱于异氟烷，肌松效应在相同MAC条件下强于异氟烷和氟烷，故对子宫肌的抑制强于异氟烷，地氟烷可迅速通透胎盘。七氟烷和地氟烷均能安全、有效地应用于产科麻醉。与七氟烷相比，地氟烷的组织溶解度更低、洗脱更快、麻醉复苏更迅速。

四、肌肉松弛药

肌肉松弛药（包括去极化肌松药和非去极化肌松药）因高离解度、低脂溶性、大分子而不易通过胎盘，临床剂量的肌肉松弛药很少透过胎盘。目前，临床常用的去极化肌松药和非去极化肌松药临床剂量下都可安全应用于产科麻醉。

1. 琥珀胆碱　其脂溶性低且可被胆碱酯酶迅速分解，故在常用剂量时，极少向胎儿移行，新生儿体内亦无此药。但用量在300 mg以上或一次大量使用，仍会移行至胎儿，3 min 30 s时可与母体血浓度相平衡。动物实验已证明琥珀胆碱可向胎儿移行。如果孕妇胆碱酯酶活性异常，使用琥珀胆碱后，偶可引起母胎呼吸抑制。琥珀胆碱用于全麻诱导时的推荐剂量为1.0～1.5 mg/kg。

2. 罗库溴铵　其为非去极化肌松药，较大剂量时起效迅速，已被广泛应用于产科的快速序贯诱导。研究发现，罗库溴铵0.6 mg/kg联合硫喷妥钠6 mg/kg可使90%的产妇获得临床满意的气管插管条件，而且对新生儿Apgar评分、酸碱平衡、出现持续性呼吸的时间或神经行为评分无明显不良影响。大剂量（1.0～1.2 mg/kg）罗库溴铵可与琥珀胆碱一样快速发挥肌肉松弛作用。快速诱导的推荐剂量为（0.6～1.0 mg/kg）。

（刘志强　李海冰　赵青松）

附："产房即刻剖宫产"的紧急处理流程

"产房即刻剖宫产"的紧急处理流程见图13-1至图13-3。

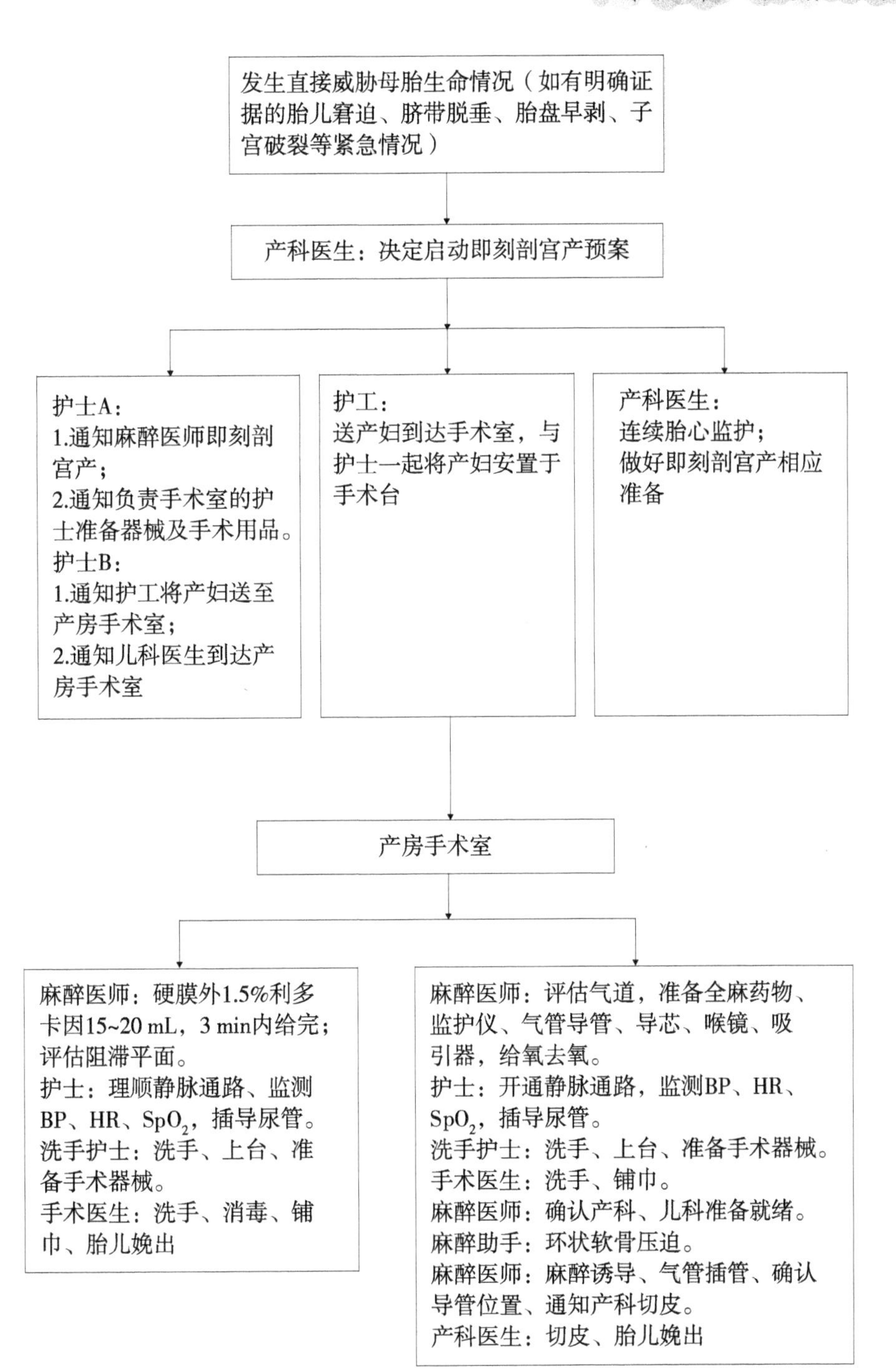

图 13-1　产房即刻剖宫产流程

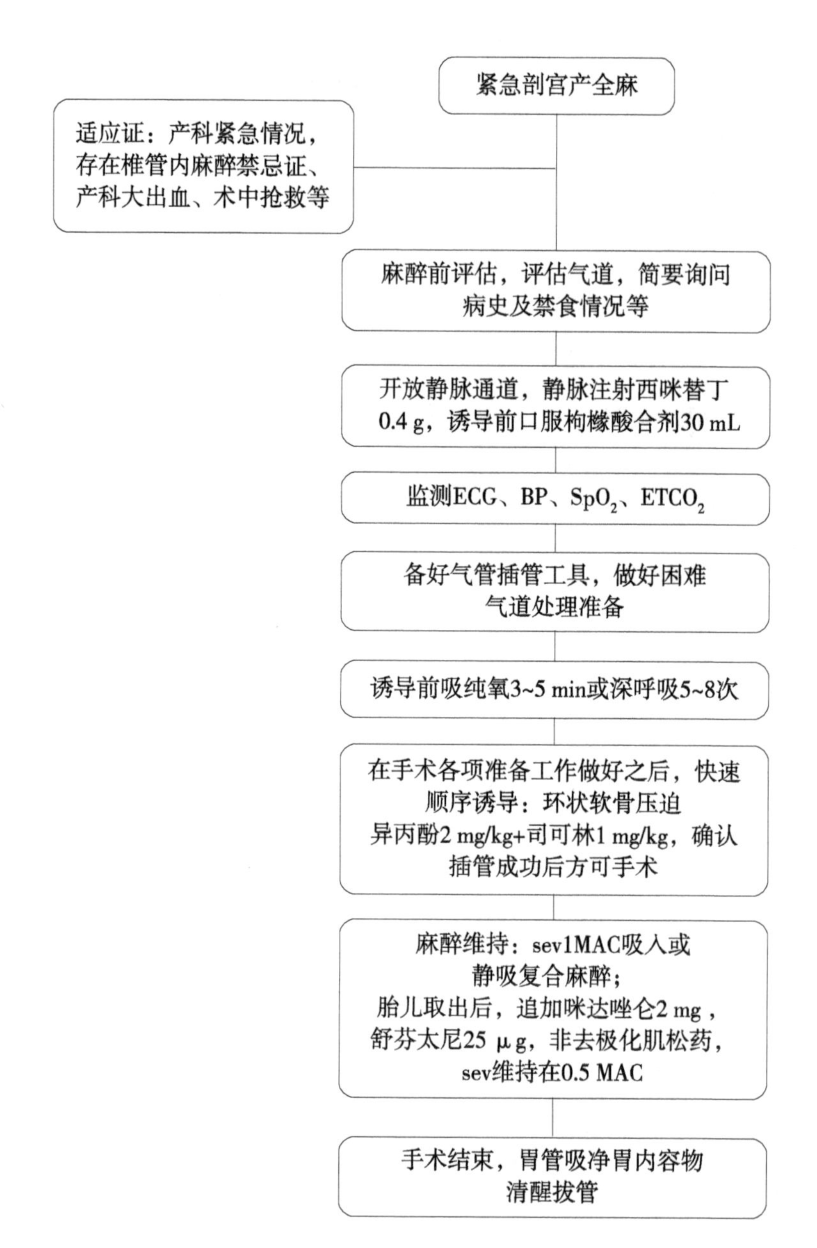

图 13-2　异常情况下转剖宫产全麻的麻醉方案

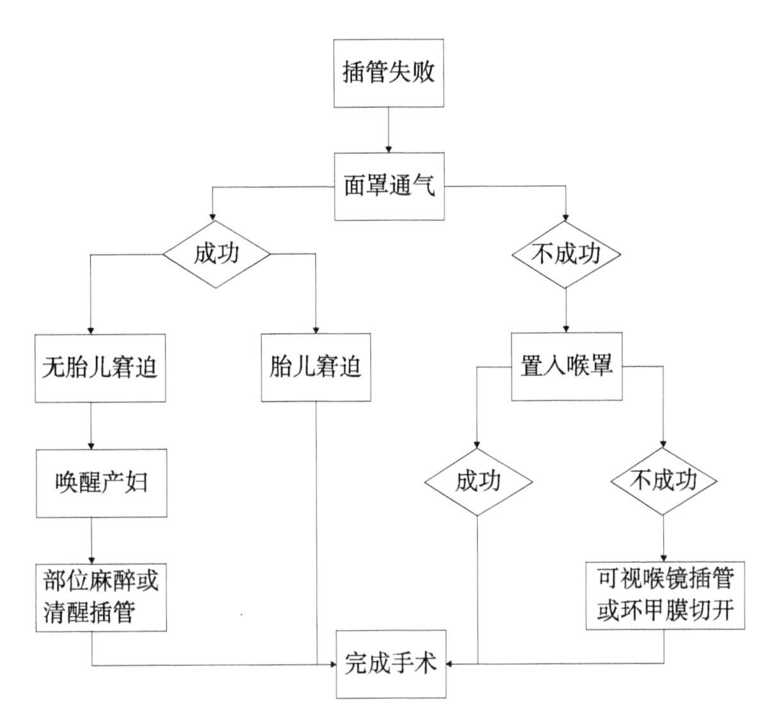

图 13-3　产科的困难气道处理流程

参考文献

[1] 胡灵群. 中国行现代产房教程. 2 版. 上海：世界图书出版公司，2017，74-79.

[2] SULTAN P，HALPERN S H，PUSHPANATHAN E，et al. The effect of intrathecal morphine dose on outcomes after elective cesarean delivery：a meta-analysis. Anesthesia & Analgesia，2016，123(1)：154-164.

[3] 邓小明，姚尚龙，于布为. 现代麻醉学. 4 版. 北京：人民卫生出版社，2014，2344-2355.

[4] YON K Y，KANG D H，JEONG H，et al. A dose-response study of remifentanil for attenuation of the hypertensive respnnse to laryngoscopy and tracheal intubation in severely preeclamptic women undergoing caesarean delivery under general anaesthesia. Int J Obstet Anesth，2013，22(1)：10-18.

[5] SUMIKURA H，NIWA H，SATO M，et al. Rethinking general anesthesia for cesarean section. J Anesth，2016，30(2)：268-273.

[6] 熊利泽，邓小明. 中国麻醉学指南与专家共识. 3 版. 北京：人民卫生出版社，2017，200-210.

[7] 李朝光，钱燕宁. 右美托咪定应用于产科麻醉的研究进展. 国际麻醉学与复苏杂志，2015，36(10)：953-956.

[8] 徐文平，肖飞，张引法，等. 复合丙泊酚麻醉时瑞芬太尼抑制重度子痫前期剖宫产术患者气管插管反应的量效关系. 中华麻醉学杂志，2014，34(2)：190-192.

[9] WEISS E, JOLLY C, DUMOULIN J L, et al. Convulsions in 2 patients after bilateral ultrasound-guided transversus abdominis plane blocks for cesarean analgesia. Regional anesthesia and pain medicine, 2014, 3 (3): 248-251.

[10] 俞卫锋，缪长虹，董海龙. 麻醉与围术期医学. 上海：世界图书出版公司，2018，2127-2140.

第十四章　非椎管内分娩镇痛

美国妇产科学会(american congress of obstetrics and gynecology，ACOG)明确指出，只要没有医学禁忌证，产妇要求分娩镇痛就是独立的医学指征，椎管内阻滞镇痛是目前最有效且对母胎影响小的分娩镇痛方式。尽管如此，非椎管内分娩镇痛也是在临床中可选用的镇痛方式之一，本章将对非椎管内分娩镇痛的实施及管理进行阐述。

第一节　非药物性分娩镇痛

一、持续分娩支持

由受过培训者对产妇进行产程中的持续性非医疗照顾，常为“一对一”模式。一般而言，“持续”的意思是没有中断，而在临床实际工作中很难办到。因此，有学者将“持续”定义为：从确定分娩方式到分娩结束至少80%的时间。支持的内容包括：①持续守护下对产妇及其配偶的心理支持；②指导产妇通过行为和技巧来减轻疼痛，保持身体舒适；③增进医患沟通，协助产妇进行治疗选择。具体方法有以下几种。

1. 心理支持疗法　此疗法主要是通过消除孕期焦虑、紧张及恐惧等不良情绪来缓解分娩疼痛的方法。可以在孕期及分娩前开展各种方式的宣教，如通过孕妇学校、模拟产房等方式向产妇及家属介绍妊娠相关解剖、生理及分娩知识。介绍医院的分娩环境；在产程中给予精神鼓励、心理暗示、陪伴支持等，指导其转移注意力，消除不良情绪，达到肌肉松弛，提高产妇的疼痛阈值，缓解分娩疼痛的目的。心理支持疗法的优点在于可调动产妇对生育过程的责任感和参与分娩的积极性，增加产妇在分娩过程中的知情权及配合程度，减少了不必要的医疗干预，如助产、手术产及药物使用。

2. 拉玛泽减痛分娩法　1952年，法国医师Fermmd Lamaz在自然分娩法和精神预防性分娩镇痛法基础上提出拉玛泽(Lamaze)减痛分娩法，是当时欧美国家采用较多的分娩镇痛法。拉玛泽减痛分娩法的操作要点包括以下几个方面。

(1)指导孕妇及其家属消除紧张情绪。

(2)第一产程潜伏期采取深而慢的腹式呼吸，即每一次宫缩时，从鼻孔吸气，用嘴呼出，以此缓解紧张和疼痛，即镇痛呼吸法，又称为净化呼吸法。在第一产程末期、宫口开全之前，采用快而浅的呼吸，第二产程时向下屏气代替喘气，产妇屈膝，双手抱膝。

(3)按摩法：第一产程活跃期宫缩时，按摩产妇下腹部或产妇取侧卧位按摩腰骶部，并与产妇自身深呼吸相配合，宫缩间歇时停止按摩。

(4)压迫法：第一产程活跃期，让产妇用双手拇指按压髂前上棘、髂嵴或耻骨联合，吸气时用双手握拳压迫两侧腰部或骶部，与按摩法交替使用。

3. 导乐(Doula)分娩法　又称陪伴分娩法，是20世纪70年代美国Klaus医师倡导的分娩心理支持疗法之一。陪伴分娩法由具有生育经验和产科专业知识者，在产前、产时及产后给予产妇持续的心理、生理和情感支持与鼓励，使产妇在舒适、安全、放松的环境下顺利分娩。研究表明，陪伴分娩可减轻因分娩导致的分娩疼痛，减少分娩镇痛药物使用量。国内研究也认为，导乐陪伴分娩能降低阴道手术产率、剖宫产率、新生儿窒息及产后出血发生率。目前，国内实施导乐陪伴分娩的人员主要是受过培训的助产士，通过安慰、暗示、鼓励、按摩、指导呼吸用力等来缓解疼痛。世界卫生组织倡导的“爱母分娩行动”的事项中也强调了陪伴分娩的重要性。总的来说，导乐陪伴分娩对于缓解分娩疼痛有显著疗效，可减少镇痛药物使用、阴道助产、剖宫产等医疗干预，使产妇舒适、安全地完成分娩。

4. 家庭式分娩法　家庭式分娩法为鼓励产妇及其家属参与和决策的分娩方式，可有效提高产科医疗质量。家庭式分娩法由医院提供集待产、分娩、产后康复为一体的家庭式产科病房，营造温馨的分娩环境，让丈夫或其他家属陪伴产妇。家庭式分娩法的应用，不仅可缩短产程，还可缓解产妇分娩疼痛，降低新生儿窒息发生率。现在很多医院的丈夫“陪产”分娩模式，不仅有利于和谐的家庭关系，也有利于让产妇家属参与临床实际处理，有利于降低医患矛盾。

5. 音乐疗法　音乐具有消除紧张、焦虑、抑郁等不良情绪的作用，可刺激产妇内啡肽分泌和降低胎儿茶酚胺水平，从而缓解分娩疼痛或增加产妇疼痛耐受力。Liu等在产妇宫口开至2~4 cm和5~7 cm时，各播放30 min音乐的研究结果表明：音乐疗法可缓解产妇第一产程潜伏期的分娩疼痛。也有研究报道于产妇第一产程活跃期采取播放3 h舒缓音乐缓解产妇分娩疼痛，期间是否暂停播放、是否使用耳机由产妇自行决定。研究结果表明：音乐疗法可缓解第一产程的分娩疼痛。若将音乐应用于整个产程，在产妇休息和睡眠时，应暂停播放音乐。对于音乐的选择，可提供音乐类型和曲目，由产妇根据个人爱好选择，也可在音乐治疗专业人士指导下，根据不同产程的宫缩特点选择相应的音乐类型和曲目。

二、生理干预镇痛疗法

(一) 自由体位分娩法

自由体位分娩法是指产妇在分娩过程中，自由变换、选择令自身最舒适的体位促进分娩，包括坐、卧、趴、立、走、蹲等。产妇的体位可能影响胎位、宫缩、骨盆径线、胎心率等，从而影响产程进展，有利于缓解分娩疼痛。近年来，第二产程中蹲式体位分娩逐渐得到应用，发现蹲式体位分娩能缓解不适、缩短产程。分析其原因可能是蹲位(包括半蹲位)时双下肢可有力支撑，使腹压运用集中有力，宫缩和腹压的用力方向又与胎儿重力方向一致，且蹲位用力时符合产妇平时排便的习惯，诸多因素使产力得到加强，从而缩短产程，减轻产痛。

(二) 穴位刺激

1. 穴位按摩疗法　穴位按摩是以中医理论为基础的保健按摩，其手法渗透力强，具有疏通经络、平衡阴阳、调和脏腑的作用，从而达到放松肌肉、减轻疼痛、调节全身多系统功能等效果。常用的分娩镇痛按摩穴位为交感穴、子宫穴、内分泌穴及神门穴。若产妇过度紧张和焦虑，则可加按摩身心穴，以达到分娩镇痛的目的。按摩三阴交穴、合谷穴、太冲穴及阿是穴等，也可缓解产妇分娩疼痛。有研究证实，在第一、二及三产程阶段，由产妇配偶对产妇分别按摩 30 min，可明显缓解产妇焦虑情绪，并缓解产妇分娩疼痛。按摩手法包括腹部轻抚、骶骨按压，以及肩膀与背部的揉捏。

2. 针刺镇痛疗法　针刺镇痛作为中国传统医学的重要组成部分，也可产生分娩镇痛效果。其分娩镇痛效果可能与激活内源性镇痛机制有关。针刺镇痛疗法包括以下类型。

(1) 体针疗法：多选取针刺双侧合谷穴、足三里穴及三阴交穴等，达到分娩镇痛的目的，但同时可致产妇出现恶心、烦躁不安等，再针刺内关穴，或者针刺影响生殖系统功能的穴位，如次髎穴等，可改善上述不适症状。有学者将针刺三阴交穴与次髎穴用于分娩镇痛的研究结果显示，针刺三阴交穴与次髎穴可缓解分娩疼痛，缩短产程，减少缩宫素的使用。

(2) 耳针疗法：多选取针刺耳部子宫穴、神门穴、内分泌穴、皮质下穴、交感穴及肺穴等达到分娩镇痛的目的。

(3) 头针疗法：在头部特定穴位(大脑皮质功能在头皮上的相应投射区)进行针刺的防治疾病方法。有学者选择头针针刺生殖区进行分娩镇痛的研究结果表明，该法具有良好的分娩镇痛和促进产程作用，而且对母胎无不良影响。

(4) 腕踝针疗法：选取产妇的双上肢腕部和双下肢踝部为穿刺点进行针刺分娩镇痛的研究结果表明，腕踝针疗法亦具有很好的分娩镇痛作用。

(5) 不选取穴位针刺，而是于第 5 腰椎棘突画 1 条纵行中线，于左右分别旁开 2 cm，沿此2点各向下2 cm进行针刺操作，亦可达到分娩镇痛的目的。

3. 经皮神经电刺激镇痛疗法　经皮神经电刺激镇痛疗法可刺激人体内源性镇痛物质内啡肽产生，提高机体痛觉阈值，同时对相应神经根产生刺激，发挥疼痛闸门控制作用，从而达到分娩镇痛目的。常用的经皮神经电刺激镇痛疗法包括以下几种。

(1)应用韩氏穴位神经刺激仪于第一产程时将2个电极板置于产妇的夹脊穴(对应脊柱为胸椎$_{10}$至腰椎$_1$，于其双侧旁开3 cm处)，第二产程时将另2个电极板置于产妇的次髎穴(对应脊柱为骶椎$_{2\sim4}$，于其双侧旁开3 cm处)，电刺激频率为2Hz与100Hz交替，刺激强度为15~25mA，每小时刺激1次，30分/次，刺激强度以产妇能耐受的最大耐受强度为限。

(2)应用G-6805-2A型电针仪将电极板置于产妇双侧合谷穴、内关穴、三阴交穴及太冲穴，另外再采用电针治疗仪进行穴位刺激，每30 min调节1次治疗频率直至分娩结束，刺激强度以产妇能耐受的最大耐受强度为限。经皮神经电刺激镇痛疗法简单、方便，具有无创性，易被产妇及其家属接受，但其分娩镇痛有效率仅为25%。

(三)水中分娩

水中分娩镇痛疗法于1983年Michel Odent首次在权威期刊《柳叶刀》报道。自发现水中分娩可达到分娩镇痛效果以来，水中分娩在世界范围内获得广泛应用，且一度在国内流行。水的浮力和水断面上的静水压可使产妇产生失重感，肌肉不再需要支撑身体重量而处于放松状态，这有助于产妇消除紧张和疲劳，并放松盆底肌肉，有利于胎头以最小径线通过产道，而使自然分娩更为顺利。此外，合适的水温还可使产妇体内儿茶酚胺释放减少，改善子宫灌注，促进节律性宫缩，增加会阴组织弹性，有利于减轻宫缩疼痛及缩短产程。研究表明，水中分娩可减轻分娩疼痛，减少麻醉和产科干预措施的使用，可作为多数产妇缓解分娩疼痛的选择之一。2014年，美国儿科学会(American Academy of Pediatrics，AAP)联合美国妇产科学会(ACOG)发布了一项有关水中分娩的临床公告，公告中指出虽然第一产程在水中待产可以减轻疼痛、减少麻醉药物使用、缩短产程，但是没有证据表明第二产程在水中分娩可以改善母胎结局，相反还会引起新生儿少见但严重的并发症，如新生儿体温调节障碍、感染、脐带撕裂引起的出血性休克、新生儿吸入性呼吸窘迫(呛水和溺水)及窒息、癫痫发作等。ACOG和AAP指出，第二产程在水中分娩应被视为一项实验性助产方法，不能常规应用，只限于有严格设计、有规范知情同意的临床试验项目。报告也对第一产程在水中待产给出了要求，包括严谨的知情同意、定时对母胎进行监测、维护浸泡池的清洁卫生、有感染控制程序，以及一旦发现母胎异常能立即转移出浸泡池进行处理等。

(四)分娩球镇痛法

分娩球是一个较柔软而又富有弹性的橡皮球。于第一产程潜伏期宫缩时，产妇骑坐在球体上进行弹坐运动，以按摩盆底肌肉，可缓解会阴部及腰骶部疼痛；于第一产程活跃期宫缩时，产妇跪抱或站立抱住分娩球，依靠球体与皮肤的接触缓解疼痛。有研究证实，第一产程活跃期宫缩时，使用分娩球可减轻分娩疼痛，但是不会缩短活跃期宫缩的持续时间和宫缩的间歇时间。

第二节　药物性分娩镇痛

药物性分娩镇痛主要是通过椎管外使用相关镇痛药物，从而达到分娩时减轻疼痛的目的。目前，常用的镇痛方法有以下几种。

一、吸入性麻醉药

吸入性麻醉药可用于分娩镇痛。常用的吸入性麻醉药有氟烷、安氟醚、异氟醚、七氟醚、地氟醚和笑气（N_2O）等。所有的吸入性麻醉药均可通过胎盘作用于胎儿，对胎儿的抑制程度与母体肺泡药物质量分数、肺的通气量和心排量有关。质量分数大，通气量大，血药质量分数高，持续时间长，对胎儿抑制效果强。笑气即氧化亚氮（N_2O）是毒性最小的吸入性镇痛及麻醉剂，为无色、有甜味的惰性无机气体，化学性能稳定，不易燃烧、爆炸。通过抑制中枢神经系统兴奋性、神经递质的释放和神经冲动的传导及改变离子通道的通透性而产生药理作用。笑气吸入性分娩镇痛与其他分娩镇痛方法相比，具有下列优点。①具有镇痛效果，能缩短产程；②不影响分娩方式，不抑制胎儿呼吸和循环功能，不增加产后出血量，安全，无明显副作用；③产妇可保持清醒，能主动配合完成分娩；④显效快，作用消失也快，无蓄积作用；⑤有甜味，无呼吸道刺激性，产妇乐于接受；⑥使用方便，不需要特殊设备和专职麻醉医师，达到一定的分娩镇痛的要求。

在因惧怕阴道分娩疼痛而要求剖宫产，致使剖宫产率日益上升的今天，其优点显得尤为突出，意义显得更为重要。因此，这种分娩镇痛方法值得产科临床推广应用。但由于现在椎管内分娩镇痛效果明显，作用时间持久，加之吸入性麻醉镇痛的效果较差，以及吸入药物固有的弊端，吸入性麻醉药物镇痛临床上使用已趋淘汰。

二、镇痛药物注射法

1. 盐酸哌替啶　研制于1938年的盐酸哌替啶是一种合成类镇痛药，其应用于产科镇痛的剂量为单次肌内注射50~100 mg或静脉注射25~50 mg。肌内注射哌替啶用药至胎儿娩出的时间间隔在1 h之内或4 h以上的新生儿和正常未用药的新生儿无明显差异。所以，估计用药到胎儿娩出在2~3 h的则禁忌使用哌替啶，否则新生儿发生呼吸抑制的概率明显增加，且可延长发作时间。在胎儿窘迫时不建议应用哌替啶。此外，使用哌替啶后在母体乳汁中可测出阿片类及其代谢产物，可在新生儿体内积累，产生明显的中枢兴奋作用，引起抽搐。所以，哌替啶用于分娩镇痛应严格把握用量、给药方式，并注意其负面影响。

2. 瑞芬太尼　理想的分娩镇痛静脉用药应起效快，在单个宫缩时止痛；消除快，在宫缩间歇时消失；不影响宫缩，且无母胎不良反应。20 世纪 90 年代后期，真正的短效阿片类药物——瑞芬太尼(remifentanil，REM)在欧洲进行了大规模临床研究，并于 2003 年年底在我国上市。尽管 REM 用于分娩镇痛只有近 20 年的历史，但其安全性和有效性已在西方发达国家得到一定的临床验证。在英国、比利时、瑞士等诸多欧洲国家，分娩时应用 REM 实施静脉镇痛的临床病例不断增加且愈发成熟。

REM 是一种超短效纯 μ 受体激动剂，具有脂溶性高、起效快；消除和分布迅速，时-量相关半衰期(context-sensitive halftime，$T_{1/2}$ cs)3~6 min 且稳定等特点。这些独特的药代动力学特性，使其用于产科的可控性与安全性均得以保障。

REM 在孕妇体内的平均消除率为 93.1 mL/(kg · min)，是非孕妇女 41.2 mL/(kg · min)的近 2 倍。Kan 等研究了 REM 的胎盘转运情况和对母胎的影响，发现 REM 虽容易通过胎盘屏障，但可在脐血中水解，或进入胎儿体内快速代谢并再分布，提示胎儿具备代谢 REM 的能力，不易引起呼吸抑制和镇静作用。新生儿及婴幼儿体内 REM 的分布容积相较成年人和年长儿更大，清除率更快，迄今尚未见新生儿呼吸抑制与 Apgar 评分降低等严重不良反应的报道。瑞芬太尼用于分娩镇痛时，与其他阿片类镇痛药一样具有封顶效应，会引起剂量相关性呼吸抑制，且抑制程度与年龄、体重等相关。值得注意的是，该药引起呼吸抑制的血药浓度阈值较低，在靶控输注组为 2.0 μg/L，恒速泵入组为 0.13 μg/(kg · min)。REM 的呼吸抑制作用使母体的 SpO_2 下降，从而限制了给药剂量，可能导致镇痛不全。静脉应用瑞芬太尼起效快，易发生肌僵直：大剂量单次给药后，肌僵直发生率达 7%；60 s 内静脉注射 1~2 μg/kg REM 不会发生肌僵直。综上所述，当 REM 用于分娩镇痛时，须关注用量，并密切监测产妇生命体征。由于该药消除迅速、无蓄积作用，在停药后 10 min 左右，呼吸抑制即可消除。REM 的呼吸抑制作用能被纳洛酮拮抗。

已有多项研究显示，与传统阿片类药物(如哌替啶、芬太尼)相比，使用 REM 实施静脉分娩镇痛的产妇，疼痛评分下降最明显且整体满意率最高。2011 年，Leong 等所做的系统回顾研究，将哌替啶与产妇自控静脉镇痛(patient-controlled intravenous analgesia，PCIA)REM 进行比较：REM 在分娩镇痛时，比哌替啶更多地减小了 VAS 值，镇痛效果明显优于后者。另一项针对 REM、芬太尼和哌替啶分娩镇痛的研究发现，使用 REM 组的产妇满意率，比其他传统阿片类药物都要高，却易出现过度镇静；疼痛评分下降的程度也最高，但仅在第 1 h 差异存在统计学意义。Schnabel 等在对比静脉应用 REM、哌替啶行分娩镇痛和硬膜外分娩镇痛的分析中，也得出相似的结论：与后者相比，REM-PCIA 具备更好的 VAS 评分、更高的满意度，以及较少转化为硬膜外分娩镇痛的可能性。

REM 独特的药理特性使其能够配合宫缩，实现按需给药。实际上，REM 用于分娩镇痛的给药方法并无固定的模式，这些方案在单次剂量、锁定时间间隔、有无背景剂量和输注速度上存在差异。基于临床大数据的研究显示，在大多数医院以 REM 实施静脉分娩镇痛的方案中，基本认同以一个固定的单次剂量(20~50 μg，产妇需要时给予)、无背景剂量、锁定时间在 2~4 min，能够相对安全地实现较好的镇痛效果。

Volmanen 等的研究表明，与全球范围内广受认可的"金标准"——椎管内分娩镇痛相比，实施 REM-PCIA 时 VAS 偏高；对胎心及新生儿预后的影响等方面，两种镇痛方式之间未表现出差异。REM-PCIA 操作简便、给药迅速，可作为硬膜外分娩镇痛禁忌时备选的镇痛方案，还避免了硬膜外操作增加产时发热率的情况。然而 2012 年后，Bonner、McClymont 及 Mart 等，分别报道了 REM 分娩镇痛期间，产妇呼吸暂停 1 例，以及心搏骤停 1 例。尽管病例报告里指出，此类严重不良事件是由多种原因造成的，但这两例极端事件为 REM 用于分娩镇痛的安全性再次敲响了警钟。鉴于此，采用 REM-PCIA 进行分娩镇痛时，须严密监护产妇的呼吸参数($P_{ET}CO_2$、SpO_2)、ECG 与 BP 等生命体征，并安排专职人员一对一全程陪伴、辅助供氧，以确保产时的母胎安全。

综上所述，有充分的证据表明连续的分娩支持、运动和体位、抚摸与按摩、洗浴、水针可以减少疼痛；大多数分娩镇痛的非药物疗法是可以获得一定的镇痛效果，代替镇痛药物或辅助镇痛药物使用；大多数价格低廉，相对简单易行，不良反应小，不需要额外的安全保障设备；可以安全地联合使用并增加其总作用。在临床护理实践中，我们可鼓励产妇选择使用这些技术，积极参与分娩过程，增强产妇自我控制感，减轻分娩疼痛。

(徐铭军　伍绍文　景宇淼)

参考文献

[1] 胡灵群．中国行现代产房教程．2 版．上海：世界图书出版公司，2017，74-79.

[2] ACOG practice bulletin No. 209：obstetric analgesia and anesthesia. Obstet Gynecol，2019，33(3)：e208-e225.

[3] 应诗达．产痛的神经传导和产痛产生的生理基础．中国实用妇科与产科杂志，2000，16(2)：81-82.

[4] 刘海棠．心理疗法与分娩镇痛．中国实用妇科与产科杂志，2000，16(2)：77-78.

[5] MC COMISH J F，GROH C J，MOLDENHAUER J A. Development of a doula intervention for postpartum depressive symptoms：participants' recommendations. J Child Adolesce Psychiatr Nurs，2013，26(1)：3-15.

[6] KOZHIMANNIL K B，JOHNSON P J，ATTANASIO L B，et al. Use of nonmedical methods of labor induction and pain management among US. women. Birth，2013，40(4)：227-236.

[7] 周昔红，李乐之．人性化产时服务模式的研究现状．中华现代护理杂志，2009，15(27)：2823-2825.

[8] LIU Y H, CHANG M Y, CHEN C H. Effects of music therapy on labour pain and anxiety in Taiwanese first-time mothers. J Clin Nurs, 2010, 19(7-8): 1065-1072.

[9] 李野,唐玲. 穴位按摩缓解产妇分娩疼痛随机对照试验的 Meta 分析. 护理学报,2014,21(8):12-15.

[10] 贺腾, 张时鸿. 非药物分娩镇痛的研究进展. 中华妇幼临床医学杂志(电子版), 2016, 12(2): 232-236.

[11] HAN J S, WIANG Q. Mobilization of specific neuropeptides by peripheral stimulation of identified frequencies. Ncws Physiol Sci, 1992, 7: 176-180.

[12] AUGUSTINSSON L E, BOHLIN P, BUNDSEN P, et al. Pain relief during delivery by transcutaneous electrical nerve stimulation. Pain, 1977, 4(1): 59-65.

[13] ODEN M. Birth under water. Lancet, 1983, 2: 1476-1477.

[14] ACOG Committee Opinion no. 594. Immersion in water during labor and delivery. Obstet Gynecol, 2014, 123(4): 912-915.

[15] 厉跃红, 吴娜, 庄薇, 等. 分娩球配合只有体位助产对初产妇产痛、分娩控制感及妊娠结局的影响. 中华护理杂志, 2013, 48(9): 793-796.

[16] 关菊莲,李彩霞,王莉. 笑气吸入性分娩镇痛的临床研究. 中华围产医学杂志,2006,9(3):161-163.

第十五章　分娩镇痛后的随访

在产妇产程结束24 h内，麻醉医师或经专门培训的麻醉护士应对实施分娩镇痛的产妇进行首次随访，了解产妇分娩镇痛后的感受和各类型并发症，包括神经系统、呼吸循环系统、泌尿系统、疼痛、异常心理状态等，以便及时发现并给予相应临床介入手段。完善相关随访记录，记录越详细，越客观，越充分，越有利于麻醉质控管理数据分析，改进分娩镇痛技术和效果，提高产妇及家属满意度，意义非凡。

一、分娩镇痛后的随访流程

对于已实施分娩镇痛的产妇，麻醉医师应在分娩结束，产妇返回病房后24 h内完成随访工作。随着分娩结束，产妇分娩过程巨大的体力消耗，内分泌、循环、生殖等系统的生理改变，以及家庭角色转变等因素极易导致产妇心理状态改变。因此，麻醉医师在随访过程中应尽量避免打扰产妇休息，及时发现相关并发症并给予相应处理，必要时联合产科及其他专科多学科综合处理，对产妇提出的疑问给予耐心解释，消除其顾虑，大多数产后神经相关并发症经适当治疗后均可在产后数周至半年完全恢复。访视完毕，填写访视记录单，保留资料以备日后统计分析，如能建立电子信息统计报表则更加有助于分娩镇痛质控管理和临床研究。评估产妇完成随访的可能性，另外，对于一些产后大出血、急性左心衰、重度子痫前期需进入ICU进一步治疗的危重产妇可适当推迟随访时间，也可对这一类产妇的远期恢复情况进行出院后电话随访。随访结束后，特殊产妇的情况、治疗措施应与产科病房管床医生交代清楚，并取得共识(图15-1)。

二、分娩镇痛后的随访内容

分娩镇痛后，产妇的随访内容应包括产妇的生理、心理及新生儿等方面情况，通过对产妇的生命体征监测、实验室检查、临床症状体征评估、问询等方法来实现，对于特殊产妇还应注意询问其分娩前合并症情况，如重度子痫前期、妊娠期糖尿病、甲状腺疾病等，以及产程中的特殊事件转归情况，如产后出血、严重会阴裂伤、严重低血压、恶心呕吐等。分娩镇痛随访单中应详细记录所有特殊事件，以便回顾分析。使用电子随访单可预先设置信息查询项目，并在备注中给予相应描述。随着临床工作的开展，信息查询项目可不断完善更新，扩大信息数据，便于分娩镇痛技术和流程的持续改进。

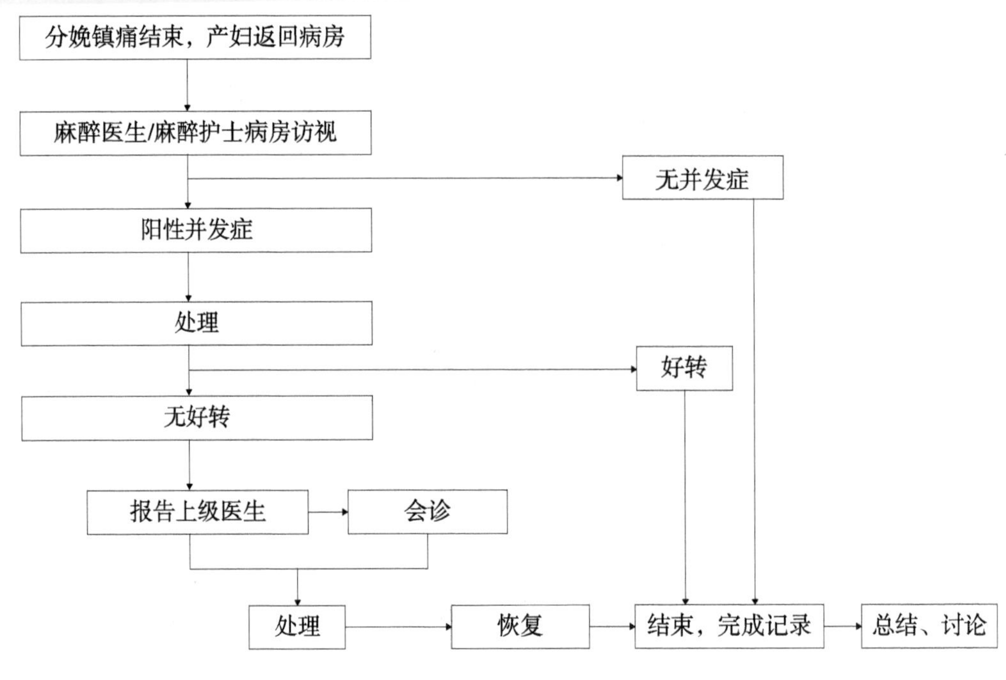

图 15-1　分娩镇痛随访流程

具体随访内容包括以下几个方面。

1. 一般状况评估

(1)产妇基本住院信息、年龄、身高、体重、诊断、孕周、孕次等；既往合并症如妊娠高血压、重度子痫前期、血小板减少症、心血管和呼吸系统疾病等，同时评估合并症治疗情况。

(2)产妇一般情况评估包括：基本生命体征——血压、脉搏、心率、血氧饱和度、体温，以及产妇身体状态、体力、进食、睡眠和心理状态评估。产后疲劳是产后最常见的问题，首先要排除贫血、低钾、甲减(甲状腺功能减退)等情况，给予产妇相应产后康复指导(早期下床活动、调节睡眠节律和质量等)和情绪安抚。

(3)椎管内分娩镇痛后不良事件：脊神经损伤相关神经并发症(下肢疼痛、肌力减弱、感觉异常等)、硬脊膜刺破后头疼、腰背痛、穿刺点感染等，评估其严重程度，给予相应处理。

(4)尿潴留：产科因素和椎管内分娩镇痛都可增加产后尿潴留发生概率，具体情况应具体分析。

(5)产妇疼痛评估：产妇分娩后疼痛发生概率较高，包括产后腰背痛、盆腔痛、子宫收缩疼痛、会阴侧切伤口痛等。麻醉医师应仔细评估各种疼痛情况，寻找导致疼痛的原因，详细记录并给予相应治疗。

2. 产程、分娩镇痛过程中的情况评估

(1)椎管内分娩镇痛相关情况：椎管内分娩镇痛方式、穿刺点、药物配方、镇痛效果

(VAS 评分)、是否追加或改用其他药、镇痛起始—结束时间。

(2)产程管理情况：第一、第二产程时长(经产妇两个产程分界点不甚明确，可只记录总产程时间)；缩宫素使用情况、器械助产情况(产钳、吸引器)、是否中转剖宫产及原因、产程总失血量。

(3)产程特殊事件：急性心衰、子痫发作、羊水栓塞、肺栓塞、行紧急剖宫产、胎儿窘迫、过敏、跌倒、尿潴留、发热、使用升压药物情况等。

(4)椎管内分娩镇痛相关不良事件：低血压、恶心呕吐、全脊麻、麻醉平面过高、刺破硬膜、穿刺异感、局麻药中毒等。

(5)产妇及家属对分娩镇痛的满意度调查和相应意见。

3. 新生儿情况评估　新生儿健康情况是困扰母亲心理、生理健康状态变化的常见原因，对新生儿健康情况评估有利于进一步改进分娩镇痛技术和流程，有利于与产科、新生儿科达成有效共识，推动多学科团队建设。

(1)新生儿出生时 1 min、5 min Apgar 评分，是否给予新生儿窒息复苏，新生儿其他分娩相关并发症。

(2)目前新生儿状态，哺乳情况等。

(李爱媛)

参考文献

[1] D'ANGELO R, SMILEY R M, RILEY E T, et al. Serious complicationsrelated to obstetric anesthesia: the serious complication repository project of the Society for Obstetric Anesthesia and Perinatology. Anesth, 2014, 120(6): 1505-1512.

[2] CRISHAN H, MIEKE VAN D, BENJAMIN L M, et al. Clinical guidelines for postpartum women andinfants in primary care-a systematic review. BMC Pregnancy and Childbirth, 2014, 14: 51.

[3] WONG C. Advances in labor analgesia. International journal of women's health, 2009, 1: 139-154.

[4] 邓小明，姚尚龙，于布为，等. 现代麻醉学. 4 版. 北京：人民卫生出版社，2014，1158-1166.

[5] 景宇淼，岳云，徐铭军. 应用瑞芬太尼实施静脉分娩镇痛的现状与研究进展. 国际麻醉学与复苏杂志，2018，39(4)：379-384.

[6] VAN DE VELDE M, CARVALHO B. Remifentanil for labor analgesia: an evidence-based narrative review. Int J Obstet Anesth, 2016, 25: 66-74.

[7] 刘志强. 瑞芬太尼静脉分娩镇痛需谨慎采用. 上海医学，2016，39(8)：475-476.

[8] HALPERN S H, MUIR H, BREEN T W. A multicenter randomized controlled trial comparing patient-controlled epidural with intravenous analgesia for pain relief in labor. Anesth Analg, 2004, 99: 1532-1538.

第十六章　分娩镇痛质量控制标准

近年来，中国政府日益重视分娩镇痛的开展与推广，应国家卫生健康委员会的统一要求，中华医学会麻醉学分会积极响应，充分发挥学科优势带动各地区分娩镇痛临床操作水平及科室水平持续提升。2015 年，由当时的国家卫生和计划生育委员会通过国卫办医函〔2015〕252 号公布了麻醉专业质量控制指标，旨在保证围术期麻醉医疗质量和医疗安全。具体来说，通过规范麻醉质控指标的采集过程、麻醉单的记录并促进不良事件上报系统的应用，对麻醉质量进行持续不断的改进，从而确保围术期产妇安全。

由于分娩镇痛的特殊性，17 项麻醉质控指标不能完全适应开展分娩镇痛工作的需要。目前，分娩镇痛缺乏规范化的标准，如何尽快制定统一的、符合我国国情的分娩镇痛质量控制标准显得十分重要。本书征求汇总了分娩镇痛领域相关专家的意见，并借鉴了国卫办医函〔2015〕252 号关于麻醉专业的质量控制指标，抛砖引玉地提出分娩镇痛的麻醉质控指标，期望能够对分娩镇痛质量进行全面、持续地监测和管理，不断提升分娩镇痛实施质量，建立完善的流程和制度，提高孕产妇镇痛满意度，推动我国分娩镇痛事业的快速发展。

分娩镇痛质量控制是个持续改进的过程，主要针对可测量的指标进行提升。分娩镇痛质量控制主要包括 3 个方面：①开展分娩镇痛诊疗项目的医院与科室；②分娩镇痛操作技术控制；③镇痛效果质量控制。分娩镇痛诊疗项目医院与科室包括相关医院与医师资质，科室相关制度的建立及对药物、设备及耗材管理等要求。镇痛效果以产前、产时、产后顺序将镇痛过程分为 3 个阶段，对每一个阶段进行评估和提升。本章梳理每一个阶段的可测量指标，并进行描述。另外，分娩镇痛操作技术主要涉及椎管内操作技术、会阴阻滞、宫旁阻滞和静脉分娩镇痛等，质量控制指标包括常见并发症的预防、药物不良反应的预防、高风险操作相关风险防范及各类风险的处置预案。质量控制的意义在于通过对所有指标差异化的分析，来衡量影响镇痛质量的因素，并采取相应的改进措施。本章包含具有代表性和实用性的指标，基本涵盖了分娩镇痛的全过程。

第一节　分娩镇痛质量控制

分娩镇痛的实施需要多学科的合作，麻醉科与产科作为实施分娩镇痛的主体应共同成立“分娩镇痛质量控制与安全小组”。其内容涉及科室制度、人员管理、硬件设施、操作规范等多个方面。中华医学会麻醉学分会于2014年做“麻醉科质量控制专家共识”一文，内容翔实，涵盖面广，对于麻醉科质量控制与安全管理具有极强的指导意义。本章所做分娩镇痛质量控制标准是在“麻醉科质量控制专家共识”的基础上所进行的针对性拓展。本章节所述分娩镇痛质量控制主要以麻醉科为主，并对产科及助产士的分娩镇痛质量控制做了部分论述。

一、基本要求

严格执行医疗机构基本要求及人员资质基本要求是安全实施分娩镇痛并保证医疗质量的基础，有助于更好地完善分娩镇痛医疗体系。这将给产科麻醉及产房工作带来更多的安全保障。本书详述了关于医疗机构基本要求及人员资质基本要求，具体详见本书第二章。

二、制度与规范

1. 分娩镇痛各项工作制度　建立完善的分娩镇痛管理制度能够保证日常工作有序、高效运行。各项制度应装订成册，便于员工查阅和执行。分娩镇痛管理制度除应包含麻醉科基本制度以外，还需重点关注完善交接班制度（应对镇痛实施情况及疼痛控制情况进行详细交接并记录）、知情同意制度（独立、专用的知情同意书），同时建立健全镇痛后随访制度，关注镇痛效果、做好镇痛反馈工作，具体详见本书第三章。

2. 分娩镇痛技术规范

（1）应有实施分娩镇痛的技术规范。

（2）各级人员应在技术规范指导下开展相关临床工作。

（3）建立关于技术规范的培训制度，并有相关培训记录。

（4）不断完善各项技术操作和临床管理规范。

3. 流程管理

（1）建立分娩镇痛工作流程，以促进分娩镇痛高效运行。

（2）不断完善和优化各项流程。

4. 重点环节控制　对于涉及麻醉安全隐患的重点环节须加强管理和控制，降低麻醉风险。重点环节主要包括：交接班、实施椎管内穿刺、静脉分娩镇痛的给药与监护等。

三、分娩镇痛前质量控制

1. 符合资质的麻醉医师接到分娩镇痛要求后，应对产妇情况和分娩镇痛风险进行评估，分析麻醉和产程中可能发生的问题和防治方法，拟定分娩镇痛方案。

2. 在产程启动后，无论宫口开到多大，只要产妇有分娩镇痛需求，应由麻醉医师、产科医生、助产士共同进行充分评估后，选择合适的方法进行分娩镇痛。

3. 对疑难病例（如瘢痕子宫经阴道试产），应及时向上级医师汇报，产科应提前请麻醉科会诊或共同进行讨论。

4. 麻醉医师应与产妇或家属沟通，说明拟定的镇痛方法、监测方法、有创操作、自费项目、可能发生的并发症和意外，以及所采取的预防措施和备选麻醉方案等。分娩镇痛知情同意书由产妇或被委托人、麻醉医师签字后存入病历。

四、分娩镇痛过程中质量控制

椎管内分娩镇痛为当前最有效、最常用的分娩镇痛技术。随着超短效阿片类药如瑞芬太尼的应用，静脉分娩镇痛逐渐为大家所熟知并接受。如何最大限度降低分娩镇痛对母胎的不良影响，一直以来都是分娩镇痛的重点。做好镇痛过程中的质量控制才能保障母胎安全。麻醉医师实施分娩镇痛时应严格执行分娩镇痛技术操作规范，应按照拟订方案实施分娩镇痛，分娩镇痛实施过程中变更镇痛方式应有科学依据。科室应对变更麻醉方案的病例进行定期回顾、总结和分析，并有持续改进措施。

镇痛管理质量控制有以下几个方面。

1. 产房内 24 h 有麻醉医师提供分娩镇痛技术服务，产程过程中的镇痛管理应由麻醉医师与产科医生/助产士/护士共同完成。

2. 分娩镇痛产程过程中应定期（0.5~2 h）监测产妇生命体征、胎心及宫缩情况，关注产程进展，随时与产科医生、助产士保持有效沟通。

3. 对镇痛效果进行追踪随访评估应当遵循“常规、量化、全面、动态”评估的原则。疼痛量化评估通常使用数字分级法（NRS，将疼痛程度用 0~10 个数字依次表示，0 表示无疼痛，10 表示能够想象的最剧烈疼痛）或面部表情评估量表法（由医务人员评估，适用于沟通交流有障碍的产妇）或主诉疼痛程度分级法（VRS）。建议选用数字分级法。

4. 随访重点为镇痛效果及相关并发症。应及时调整药物剂量，在确保安全的情况下追求镇痛效果的最佳化，同时预防和处理相关并发症。

5. 对接受瑞芬太尼静脉分娩镇痛的产妇应全程监测脉搏血氧饱和度，吸氧，保证产妇气道通畅和足够的有效通气，确保安全。

6. 建立紧急抢救情况下使用口头医嘱的制度和相关流程。

7. 建立防范产妇坠床、摔倒的相关制度。特别是实施椎管内分娩镇痛的产妇应防止发生行走时摔倒。

8. 出现并发症或意外情况时，应按麻醉前准备的预案采取必要的救治措施，并马上通知上级医师，全力保证产妇安全。

9. 应做好分娩镇痛相关医疗文书的记录工作。

10. 建立紧急剖宫产处理流程、制度和预案。定期对相关预案进行培训和演练，不断提高抵御风险的能力。

五、分娩镇痛后质量控制

产妇分娩后应在产房观察 2 h 后方可送返病房，对危重产妇或需要较长时间连续监测生命体征的产妇应转送至重症监护室。麻醉科应建立健全分娩镇痛后随访制度，在分娩第二日应该常规进行随访、记录并处理可能出现的并发症，随访可由麻醉医师或麻醉护士完成。分娩镇痛后随访重点关注麻醉恢复情况、镇痛效果和并发症。出现并发症应及时有效处理，并执行上报制度。

分娩镇痛质量和管理的持续改进是麻醉科质量控制的重要内容，科室应定期对产妇并发症发生情况、医疗文书完成情况、分娩镇痛实施质量、产妇满意度进行总结回顾和评价，持续实施质量改进。

第二节 质量控制指标

一、分娩镇痛医患比

1. 定义 分娩镇痛医患比是指麻醉科固定在岗实施分娩镇痛（本院）医师总数占同期完成分娩镇痛总例次数的比例。

2. 计算公式 医患比=[同期麻醉科固定在岗实施分娩镇痛（本院）医师总数/同期完成分娩镇痛总例次数]×100%。

3. 意义 反映医疗机构分娩镇痛医疗质量的重要结构性指标。

二、分娩镇痛比例

1. 定义 分娩镇痛比例是指产妇实施分娩镇痛例数占同期经阴道试产总数的比例。经阴道试产总数为经阴道试产成功及经阴道试产但失败的产妇之和。

2. 计算公式 分娩镇痛比例=（实施分娩镇痛例数/同期经阴道试产总数）×100%。

3. 意义 反映医疗机构分娩镇痛开展情况的重要指标。

三、分娩镇痛失败率

1. 定义 分娩镇痛失败是指分娩镇痛无效者，或椎管内穿刺不成功、硬膜外导管脱落等因素导致分娩镇痛取消者。

2. 计算公式　分娩镇痛失败率 =（分娩镇痛失败的例数/同期分娩镇痛总数）×100%。

3. 意义　体现医疗机构分娩镇痛质量的重要指标。

四、分娩镇痛后顺转剖率

1. 定义　分娩镇痛后顺转剖是指在开始分娩镇痛后因产程延长、胎儿宫内窘迫等因素，而决定转为剖宫产者。分娩镇痛后顺转剖率，是指实施分娩镇痛后顺转剖产妇例数占同期分娩镇痛产妇总例数的比例。

2. 计算公式　分娩镇痛后顺转剖率 =（分娩镇痛后顺转剖产妇例数/同期分娩镇痛产妇总例数）×100%。

3. 意义　反映医疗机构分娩镇痛质量及助产技术的重要结果指标。

五、椎管内分娩镇痛后严重神经并发症发生率

1. 定义　椎管内分娩镇痛后严重神经并发症是指在椎管内分娩镇痛后新发的重度头痛、局部感觉异常（麻木或异感）、运动异常（肌无力甚至瘫痪）等，持续超过 72 h，并排除其他病因者。椎管内分娩镇痛后严重神经并发症发生率，是指椎管内分娩镇痛后严重神经并发症发生例数占同期椎管内分娩镇痛总例数的比例。

2. 计算公式　椎管内分娩镇痛后严重神经并发症发生率 =（椎管内分娩镇痛后严重神经并发症发生例数/同期椎管内分娩镇痛总例数）×100%。

3. 意义　反映医疗机构分娩镇痛质量的重要结果指标。

（李师阳　姚伟瑜　董金填）

参考文献

[1] 刘进，邓小明．中国麻醉学指南与专家共识．北京：人民卫生出版社，2014，1-6.

[2] 熊利泽，邓小明．中国麻醉学指南与专家共识．北京：人民卫生出版社，2017，200-210.

[3] 中华人民共和国国家卫生健康委员会．国家卫生和计划生育委员会办公厅关于印发麻醉等 6 个专业质控指标（2015 年版）的通知．(2015-04-10)[2020-04-20]. http://www.nhc.gov.cn/wjw/pyzl/201504/5fa7461c3d044cb6a93eb6cc6eece087.shtml.

第十七章　产妇心肺复苏

第一节　概　述

妊娠期产妇心搏骤停是罕见的灾难性临床事件，一旦发生，极有可能会造成产妇死亡。在产妇心搏骤停的抢救过程中，医务人员必须同时考虑母胎安危，因此产妇心肺复苏与标准成人复苏有所不同，提高医务人员对产妇心肺复苏的认识及加强多学科协作训练是医疗团队保障医疗安全的基本需求。

第二节　流行病学

妊娠期心搏骤停的发生较为罕见，1998—2011 年全美住院分娩产妇心搏骤停发生率大约为 8.5∶100 000，存活率约 58.9%。英国产科监测系统（the united kingdom obstetric surveillance system，UKOSS）数据显示，2011—2014 年产妇心搏骤停发生率较低，约 6.3∶100 000，存活率约 68%。加拿大健康信息研究所数据显示，2002—2015 年产妇心搏骤停发生率为 8∶100 000，存活率约 71.3%。院外妊娠期心搏骤停发生率是 1.71∶100 000，存活率仅 16.7%，远低于院内产妇心搏骤停存活率。以上数据表明，虽然妊娠期心搏骤停发生率较低，但是经有效的心肺复苏后，存活可能性极高。我国有关产妇心搏骤停的临床分析较少，缺乏妊娠期心搏骤停大数据报告，因此我们只有借鉴全球数据，了解产妇心搏骤停的发生率，制定相应策略，才能有效预防和治疗产妇心搏骤停。

第三节　妊娠期心搏骤停病因

妊娠期心搏骤停的病因主要包括妊娠相关性和非相关性疾病。妊娠相关性疾病包括：妊娠期高血压疾病、围产期出血、妊娠糖尿病、胎盘植入、前置胎盘、胎盘早剥和羊水过多等；非妊娠相关性疾病包括：创伤、脓毒血症、心力衰竭、肺水肿、主动脉瘤或夹层等。其中，围产期出血是最常见的病因，占产妇心搏骤停的38%，其次是心衰、脓毒血症、麻醉并发症、子痫等(表17-1)。近年来，美国资料显示心脑血管合并症造成产妇死亡率增加。与美国数据不同的是，UKOSS数据显示，围产期麻醉并发症造成的产妇心搏骤停占首位，因此加强产妇的麻醉监测尤为重要，主要包括气道管理、椎管内分娩镇痛和麻醉的安全性及大出血的管理和维持血流动力学的稳定。医疗团队应熟知病因，预先识别可能发生心搏骤停的高危产妇，一旦心搏骤停发生，在开始复苏时应立即寻找病因，进行更明确的治疗，提高自发性循环恢复的机会，提高生存率。

表17-1　妊娠期产妇心搏骤停常见原因

病因	占心搏骤停病因学比重	每1000名合并该病因的产妇发生心搏骤停的病例数/个
产后出血	27.9%	0.8
产前出血	16.8%	0.9
心衰	13.3%	15.6
羊水栓塞	13.3%	252.7
脓毒血症	11.2%	2.1
麻醉并发症	7.8%	29.5
吸入性肺炎	7.1%	20.3
静脉血栓栓塞	7.1%	43.9
子痫	6.1%	6.2
产后脑血管疾病	4.4%	13.6
急性心梗	3.1%	89.8
创伤	2.6%	3.9
肺水肿	2.4%	11.2
镁中毒	1.4%	5.2
哮喘持续状态	1.1%	12.6
全身性过敏反应	0.3%	10.8
主动脉夹层破裂	0.3%	31

资料来源：MHYRE J M，TSEN L C，EINAV S，et al. Cardiac arrest during hospitalization for delivery in the United States，1998-2011. Anesthesiology，2014，120(4)：810-818.

第四节 妊娠期生理变化

妊娠期的生理变化使产妇对缺氧的耐受性降低，为了确保产妇心肺复苏的质量，要求医疗团队熟知妊娠生理变化及对心肺复苏的影响。

产妇的血容量从怀孕初期开始增加(主要是血浆成分)，妊娠晚期(32~34周)可增加50%，心率每分钟增加20%~30%或15~20次，每搏量增加可达20%~30%，心输出量增加30%~50%，子宫血流在妊娠晚期约占产妇心输出量的17%。妊娠期内源性血管扩张剂(包括黄体酮、雌激素、前列腺素、一氧化氮)增加使全身血管阻力下降，因此母体平均动脉压下降，在妊娠中期达到最低点，足月恢复正常。妊娠约20周后，增大的子宫会压迫主动脉和下腔静脉，阻碍静脉回流，降低心输出量，导致仰卧位低血压，造成子宫和胎儿的低灌注，可以通过将产妇或者子宫左倾移位来改善低血压情况。需要注意的是，孕早期也会发生主动脉压迫，并且会导致母体的血流动力学发生显著变化，因此在进行心肺复苏时要重视主动脉压迫导致的不良影响。

增大的子宫使膈肌上抬造成胸廓顺应性下降，功能残气量下降10%~25%。胎儿和胎盘代谢需求增加，母体氧耗增加20%。母体氧储备下降，极易发生低氧血症，尤其是在呼吸暂停阶段，因此对心搏骤停孕妇进行快速、高质量的气道干预至关重要。血容量的增加及激素的作用，使上呼吸道黏膜充血，组织脆弱，更容易出血。Mallampati评分随着孕周增加，并且在分娩阶段迅速变化，插管困难可能性增高，推荐选用内径较小的气管导管进行气管插管(如6.0~6.5mm)，避免经鼻操作。

虽然有学者认为产妇胃排空能力与常人无明显变化，只有在分娩阶段和使用阿片类药物后才降低，但增大的子宫将胃上抬，胎盘刺激胃泌素产生，增加胃液酸度，黄体酮降低胃食管下段括约肌张力和胃肠道蠕动。这些因素均导致产妇极易发生胃食管反流、心搏骤停或者全麻诱导失去意识后发生误吸。尽管如此，在气管插管过程中不常规推荐环状软骨压迫，因为它不能有效地防止误吸，反而可能阻碍通气和插管。

第五节　产妇心肺复苏流程

一、基础生命支持

产妇心搏骤停基础生命支持(basic life support，BLS)以医院内发生的产妇心搏骤停基础生命支持为指导(图 17-1)。

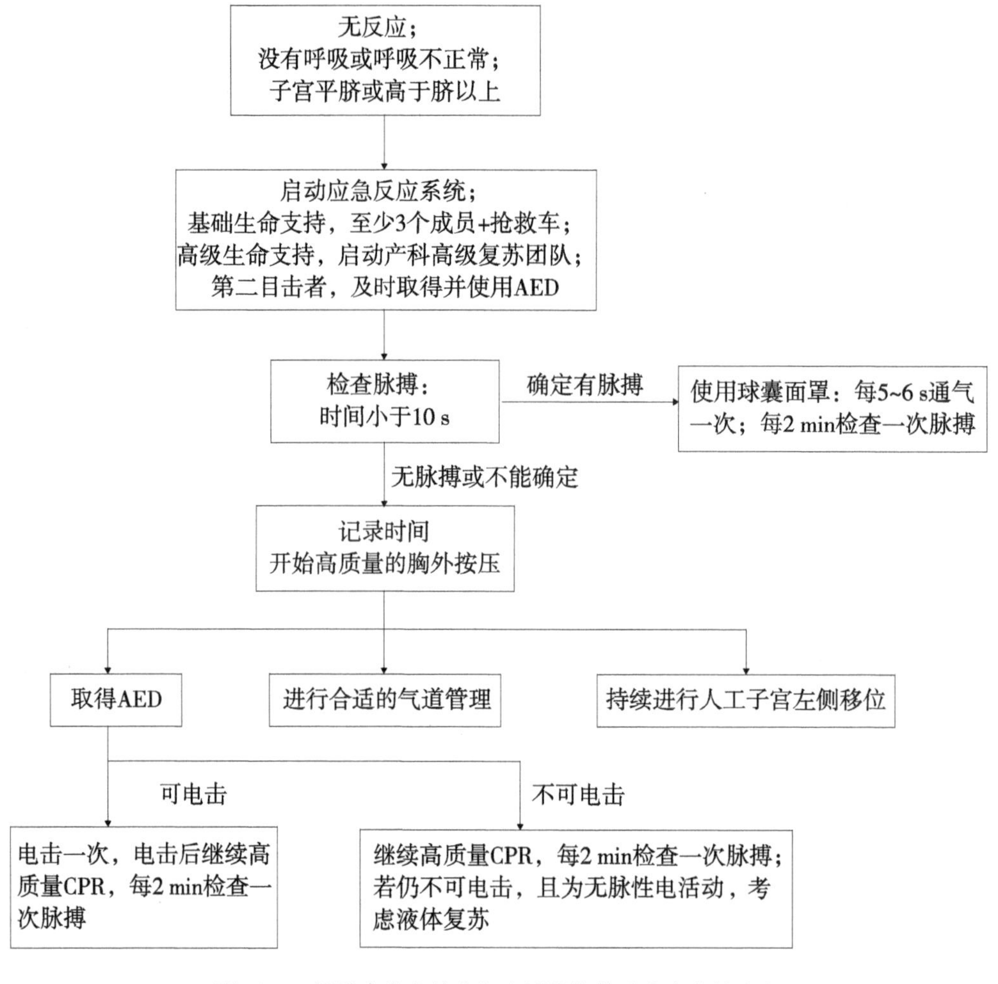

图 17-1　医院内发生的产妇心搏骤停基础生命支持流程

1. 第一发现者　护士通常是心搏骤停的第一发现者，但医院内所有工作人员都可能遇到心搏骤停。快速通知复苏团队，同时进行基础生命支持直到复苏团队到达，为产妇恢复自然循环提供最佳机会。产妇仰卧位昏迷时，主动脉及腔静脉受压会引起血流动力学受阻，呼吸暂停会引起氧饱和度迅速下降。因此，一旦救援人员到达，BLS 的所有干预措施应迅速同时进行。第一发现者应早期开始常规复苏措施，包括放置背板、胸外按压、气道管理、必要时除颤，以及将子宫左侧移位(LUD)。为满足产妇基础生命支持的所有要求，复苏时确保 4 人以上的成员参与。

2. 胸外按压　产妇的胸外按压与最新推荐的成人胸外按压相同。有效的胸外按压必须快速有力，才能保证组织器官的血液灌注。产妇必须仰卧在硬板上，胸外按压频率 ≥100 次/min，深度≥5 cm，每次按压后必须让胸廓充分回弹。如果产妇已行气管插管，应行连续胸外按压；如果产妇未行气管插管，按压与通气比为 30:2。尽量减少胸外按压干扰，除建立高级气道和除颤等特殊操作外，按压中断时间应≤10 s。为进一步减少胸外按压的中断，除颤后应立即恢复胸外按压。此外，不建议对产妇实施机械胸外按压。

3. 影响产妇胸外按压的因素

(1)主动脉、腔静脉受压情况：产妇体位的正确摆放是提高产妇心肺复苏质量的重要因素。妊娠 20 周后，产妇的子宫底高度平脐或脐上，平卧时增大的子宫压迫腹主动脉使心脏后负荷增加，同时压迫下腔静脉使回心血量减少，出现低血压和心动过缓，甚至发生心搏骤停。因此，在心搏骤停抢救期间，应尽量解除大血管受压。早期国内对胎龄>20 周的产妇进行胸外按压时，让产妇左侧倾斜。但近年来研究发现，即使倾斜角度>30°，也不能完全缓解下腔静脉受压，反而会降低产妇胸外按压效果。近年来研究报道，平卧位时将子宫左侧移位可有效缓解低血压产妇的血管受压情况。由于侧倾位与高质量心肺复苏不可兼得，故建议仰卧位实施心肺复苏。如果产妇宫底高度在脐水平以上，单手或双手将子宫左侧移位，以提高心肺复苏质量。

(2)胸外按压时双手的位置：对于晚期妊娠产妇，美国心脏协会建议手掌根部在胸骨上按压的位置要比未怀孕者高 2~3 cm，但目前尚无科学证据支持这一建议。产妇胸外按压的推荐位置，目前和非产妇一致。由于妊娠中晚期子宫压迫、膈肌上抬，因此对产妇进行胸外按压时，频率、深度、中断时间均应该与普通产妇一样，不能因顾忌子宫及胎儿而降低胸外按压要求。

(3)胸外按压时转运产妇：在没有产科医生、外科医生，或院外发生的心搏骤停，产妇可能难以立即分娩。然而，大多数情况下，分娩的时间比分娩的地点更重要。当产妇发生心搏骤停时，不建议将产妇送往手术室进行分娩。心肺复苏时转运产妇，会导致心肺复苏质量下降，并推迟分娩时间，因此濒死剖宫产(perimortem cesarean delivery，PMCD)应就地进行。

4. 除颤　当产妇出现室颤、室扑或无脉性室性心动过速时，及时除颤是提高生存率的关键。如果产妇需要电除颤，应毫不犹豫地快速除颤，延迟电除颤的风险将超过使用胎儿监护仪时进行电除颤的潜在担忧。产妇心搏骤停时，胎儿监护对指导抢救无益，可能会分散工作人员的注意力，或推迟进行产妇心肺复苏和胎儿分娩。只有当产妇自主循环恢复且情况稳定后，方可进行胎心监护。产妇体外除颤所需能量和成人除颤能量相同，除颤能量选择双向波 120~200J，如果第 1 次电除颤失败，第 2 次除颤能量不小于第 1 次，除颤后立即恢复胸外按压。如果产科医护人员不具备识别心电节律和使用除颤仪的技能，可使用自动体外除颤仪（AED）。在大多数产科环境中，使用 AED 设备是快速除颤最实用的方法。推荐前侧位为除颤电极片的位置，侧位电极片位点为乳房下，使用黏附性冲击电极片以保证电极片位置固定。

5. 气道管理及通气　与非产妇相比，产妇的氧储备下降、代谢需求增加，必须早期进行通气支持。没有高级气道经验的急救人员，使用 100%氧气的球囊面罩通气是启动通气的快速无创策略。快速面罩通气时，推荐双手面罩纯氧通气。为避免通气对非插管产妇胸外按压的干扰，胸外按压与通气比为 30∶2。口咽通气道可以帮助缓解下呼吸道梗阻，肥胖、睡眠呼吸暂停、气道水肿均会增加面罩通气困难。

二、高级心脏复苏

产妇心搏骤停的快速、协调反应非常重要，应以医院高级心脏复苏（advanced cardiovascular life support，ACLS）处理产妇心搏骤停为指导（图 17-2）。产妇心搏骤停 ACLS 团队将继续进行 BLS，并进行高级气道管理，在膈肌平面以上建立静脉通道，给予常规剂量的 ACLS 药物。随着产科和新生儿科团队到达，可以进行 PMCD。ACLS 将 PMCD 纳入治疗方案，适用于心搏骤停发作 4 min 后仍未恢复自主循环，且子宫底平或高于脐的产妇。

1. 产妇心搏骤停团队　医院应有产妇心搏骤停应急预案，心搏骤停团队各成员携带特殊抢救设备及时到达现场，所有团队成员必须有效沟通、共同决策。产妇心搏骤停抢救团队成员应包括：成人复苏小组；产科医生和护士；麻醉医师和护士；新生儿医师和护士。不具备产妇/新生儿抢救能力的医疗机构，建议心搏骤停救治委员会与医院急救团队讨论，制定产妇心搏骤停应急措施。高级生命支持仅靠产科医生难以组织全程有效的救治，通常选择成人复苏小组领导作为产妇心搏骤停抢救团队的总指挥。

2. 产妇心搏骤停特殊设备　产妇心搏骤停特殊设备应包括一个 PMCD 托盘，至少必须包括手术刀、产妇困难气道设备、新生儿复苏设备。

3. 通气及气道管理

（1）缺氧的管理：产妇对缺氧耐受性差，氧储备能力低，快速开放气道及气道管理在产妇的心搏骤停中变得更加迫切。低氧血症是心搏骤停的原因之一，缺氧引起的心搏骤停（如重症肺炎、吸入性肺炎、羊水栓塞、急性呼吸窘迫综合征、麻醉、高位椎管内阻滞）需要早期注意气道和通气。

（2）气道管理：由于妊娠期气道黏膜充血水肿，气道内径变窄，气管插管难度增加，此外粗暴的气管插管可能进一步导致气道水肿和出血。因此，建议由有经验的医师使用内径较小的气管导管进行插管，以提高成功率，气管插管最好不超过 2 次。应避免插管操作时间过长，这会导致机体缺氧、胸外按压中断时间延长及呼吸道损伤出血。如果插管失败，首选的补救方案是声门上气道通气。建立气道失败又不能面罩给氧时，应遵循紧急有创气道管理指南。不常规推荐压迫环状软骨，因为压迫环状软骨不能有效防止误吸，且可能阻碍通气和喉镜检查。持续呼气末二氧化碳分压($P_{ET}CO_2$)监测能够确定气管导管的位置，还可评估复苏是否有效，判断自主循环恢复。在心搏骤停复苏过程中，当 $P_{ET}CO_2$>35 mmHg 时，说明自主循环反应基本恢复；当 $P_{ET}CO_2$ 突然升高约 10 mmHg 时，与产妇恢复自主循环反应是一致的。

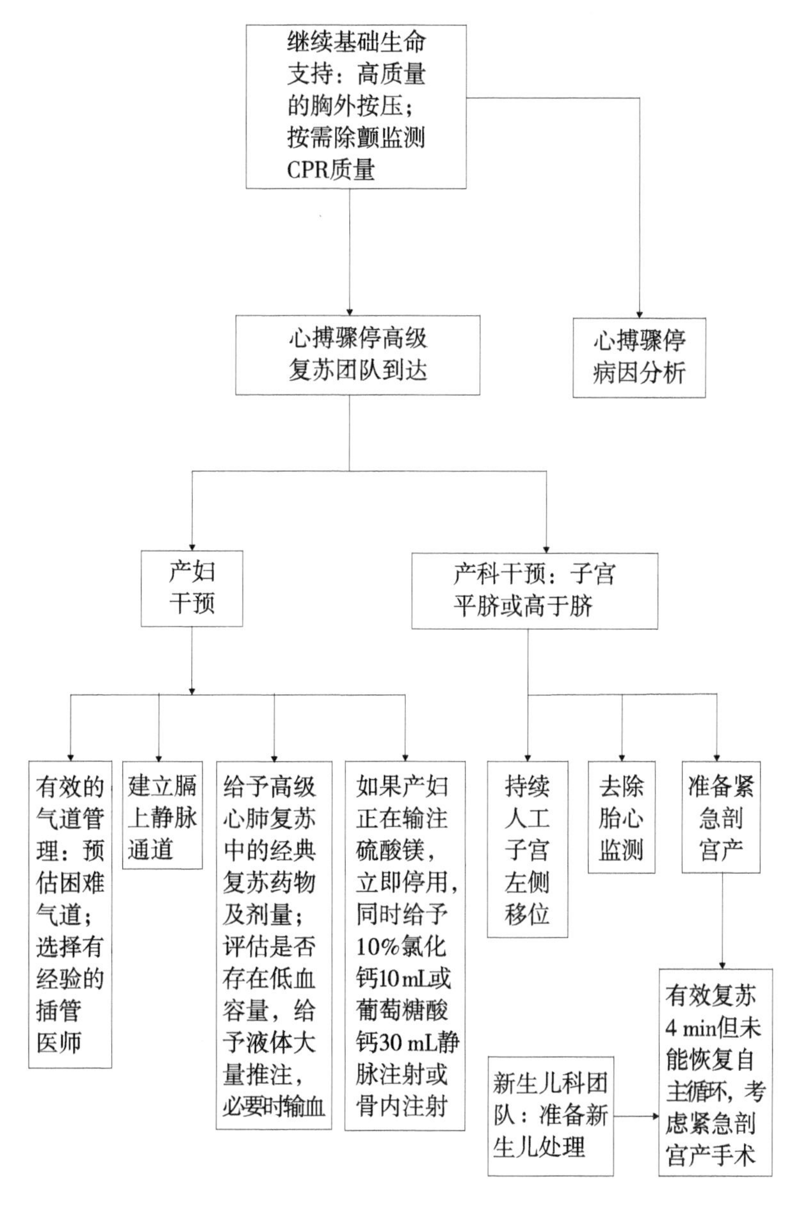

图 17-2　医院内发生的产妇心搏骤停高级生命支持流程

4. 心律失常的特殊治疗　产妇心搏骤停期间的药物治疗与非产妇没有区别。虽然妊娠期的生理变化(血管内容积扩张、蛋白结合减少、肾小球滤过率增加)可能改变药物的分布和清除，影响药物的药理作用，但目前妊娠对药物代谢的确切影响尚不明确，因此，在高级生命支持期间，推荐使用常规药物和剂量。产妇发生心搏骤停时，不能因担心胎儿致畸而停药。对于难治性心室颤动和心动过速，美国心脏协会仍推荐首选胺碘酮 300 mg 快速输注，如果未恢复正常心律，电击后再予 150 mg 快速推注。

5. 其他药物　心搏骤停时，肾上腺素和抗利尿激素等血管加压素使用的目的是增加心肌和大脑的血流，改善产妇的预后。成人心搏骤停时，应每 3～5 min 静脉注射或骨内注射一次 1 mg 肾上腺素。鉴于抗利尿激素对子宫的影响，且这两种药物是等效的，所以首选肾上腺素。目前建议产妇 ACLS 药物按非产妇规定剂量使用，无须修改。

6. 胎儿评估　心肺复苏期间，不建议进行胎儿评估，应重点关注产妇的复苏、脉搏、血压及氧合指数。此期间评估胎儿宫内状况不会有益，只会延误母体复苏和监测风险，胎儿监护仪应尽快移除，不能延误濒死剖宫产。当母体自主循环恢复且情况稳定后，方可进行胎心监护。

三、分娩

产妇发生心搏骤停时，如果宫底在脐水平或脐以上，通过常规复苏与子宫左侧移位不能恢复自主循环时，建议复苏期间紧急分娩。围死亡期胎儿娩出可有效缓解腹主动脉及下腔静脉受压，改善母体复苏效果。当不能立即阴道分娩时，为了提高产妇及胎儿的存活率，建议进行 PMCD。在妊娠中晚期，不管胎儿能否存活，PMCD 是产妇复苏的有效措施。孕周>20 周的产妇心搏骤停后，经 4 min 心肺复苏未恢复自主循环，应果断快速实施紧急剖宫产。为了在心搏骤停后的 5 min 内将胎儿娩出，整个团队应继续心肺复苏，力争在 4 min 时手术开始，1 min 左右娩出胎儿，把握黄金 5 min。PMCD 最佳时机的选择非常复杂，有时需要更早(如严重创伤时产妇无生存机会)，充分考虑心搏骤停的病因、产妇的病理状态和心功能、胎龄及医疗资源(专业急救团队到达时间)等多方面因素，心搏骤停至分娩的时间越短预后越好。

PMCD 能立即解除下腔静脉受压，改善静脉回流和心输出量，降低氧气需求，改善呼吸功能。许多研究报道了产妇心搏骤停分娩后，自主循环恢复或血流动力学改善，孕妇和胎儿的存活率提高。2005 年报道的 20 例 PMCD 产妇中，有 12 例在分娩后立即恢复自主循环，且 PMCD 不会导致产妇病情恶化。另一回顾性病例分析报道，60 例心搏骤停的产妇在心肺复苏期间实施了 PMCD，成功挽救了 19 例产妇。

当产妇发生心搏骤停时，不建议将产妇送往手术室进行分娩。产妇的转运会导致心肺复苏质量下降和分娩时间延迟，因此 PMCD 应就地进行。此外，不需要进行术前准备，PMCD 过程中皮肤的无菌准备不是最重要的，心搏骤停后 4～5 min 将胎儿娩出结局较好。在剖宫产期间，心肺复苏和子宫向左侧移位仍应继续进行。

第六节 复苏后管理

一、立即复苏后治疗

如果产妇没有分娩，主动脉及下腔静脉受压可能会导致再次发生低血压。在不影响心电监测及气道、静脉输液通畅的情况下，建议将产妇置于完全左侧卧位。如果无法左侧卧位，建议手法维持子宫持续左侧移位。产妇成功复苏后需进行全面的评估、监测和治疗。因此，所有产妇复苏后仍需一个多学科团队继续综合治疗，查明心搏骤停的原因并做相应的处理，制订防范再次心搏骤停的最佳计划。产妇孕周≥23 周时，应在自主循环恢复后，尽早用胎心监护仪持续胎心监护直至产妇康复，出现胎儿窘迫时应对母体与胎儿再次全面评估，必要时可考虑分娩。

二、抗心律失常治疗

复苏后对于复发的严重心律失常的治疗，妊娠和非妊娠产妇一致，包括放置植入式心脏除颤器或药物治疗。β-受体阻滞剂作为一线抗心律失常药物，用于产妇是安全的。一般来说，对于复发性原发性室性心动过速和室颤，应考虑胺碘酮。应对心律失常的复发原因进行评估。甲状腺功能障碍、药物不良反应、电解质紊乱、心肌缺血和心力衰竭都应进行鉴别诊断并予以纠正。

三、低温治疗

即使是成功的心肺复苏，也可能出现复苏后的脑损伤。基于产妇目标体温管理的研究资料有限，但妊娠不是目标体温管理的绝对禁忌。因此，建议妊娠期根据个体情况来考虑目标体温管理，产妇的目标体温管理与非产妇的标准一致。如果确定产妇接受目标体温管理，则需要进行连续的胎心监护。

四、复苏后干预对胎儿的风险

与非妊娠状态相比，除了考虑循环衰竭、胎盘灌注不足、母体和胎儿之间的氧气和营养交换受损等潜在危害之外，还必须考虑药物是否会对胎儿产生不利影响。但产妇的健康是最重要的，因为产妇死亡或恢复不好都会对胎儿造成不良影响。此外，胚胎形成基本在妊娠前 12 周已完成，在妊娠后期药物的主要不良反应可能导致胎儿毒性而非致畸。

（林雪梅　刁　敏　李淑英）

参考文献

[1] JEEJEEBHOY F M, ZELOP C M, LIPMAN S, et al. Cardiac arrest in pregnancy: a scientific statement from the American heart association. Circulation, 2015, 132(18): 1747-1773.

[2] MHYRE J M,TSEN L C,EINAV S,et al. Cardiac arrest during hospitalization for delivery in the United States, 1998-2011. Anesthesiology, 2014, 120(4): 808-810.

[3] Centers for Disease Control and Prevention. Pregnancy mortality surveillance system. [2020-04-20]. http://www. cdc. gov/reproductivehealth/maternalinfanthealth/pmss. html.

[4] MHYRE J M, BATEMAN B T. Tipping our CAPS to the UKOSS cardiac arrest in pregnancy study. BJOG: an international journal of obstetrics and gynaecology, 2017, 124(9): 1382.

[5] BALKI M, LIU S, LEON J A, et al. Epidemiology of cardiac arrest during hospitalization for delivery in Canada: a nationwide study. Anesthesia and analgesia, 2017, 124(3): 890-897.

[6] LIPOWICZ A A, CHESKES S, GRAY S H, et al. Incidence, outcomes and guideline compliance of out-of-hospital maternal cardiac arrest resuscitations: a population-based cohort study. Resuscitation, 2018, 132: 127-132.

[7] BENNETT T A, KATZ V L, ZELOP C M. Cardiac arrest and resuscitation unique to pregnancy. Obstetrics and gynecology clinics of north America, 2016, 43(4): 809-819.

[8] CREANGA A A, SYVERSON C, SEED K, et al. Pregnancy-related mortality in the United States, 2011—2013. Obstetrics and gynecology, 2017, 130(2): 366-373.

[9] ZELOP C M, EINAV S, MHYRE J M, et al. Cardiac arrest during pregnancy: ongoing clinical conundrum. American journal of obstetrics and gynecology, 2018, 219(1): 52-61.

[10] LUPPI C J. Cardiopulmonary resuscitation: pregnant women are different. AACN clinical issues, 1997, 8(4): 574-585.

[11] HYTTEN F. Blood volume changes in normal pregnancy. Clinics in haematology, 1985, 14(3): 601-612.

[12] MABIE W C, DISESSA T G, CROCKER L G, et al. A longitudinal study of cardiac output in normal human pregnancy. American journal of obstetrics and gynecology, 1994, 170(3): 849-856.

[13] SAN-FRUTOS L, ENGELS V, ZAPARDIEL I, et al. Hemodynamic changes during pregnancy and postpartum: a prospective study using thoracic electrical bioimpedance. The journal of maternal-fetal & neonatal medicine, 2011, 24(11): 1333-1340.

[14] KIKUCHI J, DEERING S. Cardiac arrest in pregnancy. Seminars in perinatology, 2018, 42(1): 33-38.

[15] CARLIN A, ALFIREVIC Z. Physiological changes of pregnancy and monitoring. Best practice & research Clinical obstetrics & gynaecology, 2008, 22(5): 801-823.

[16] SANGHAVI M, RUTHERFORD J D.Cardiovascular physiology of pregnancy.Circulation, 2014,130(12): 1003-1008.

[17] SOSKIN P N, YU J. Resuscitation of the pregnant patient. Emergency medicine clinics of north America, 2019, 37(2): 351-363.

[18] JEEJEEBHOY F, WINDRIM R. Management of cardiac arrest in pregnancy. Best practice & research. Clinical obstetrics & gynaecology, 2014, 28(4): 607-618.

[19] ELDRIDGE A J, FORD R. Perimortem caesarean deliveries. International journal of obstetric anesthesia, 2016, 27: 46-54.

[20] VASDEV G M, HARRISON B A, KEEGAN M T, et al. Management of the difficult and failed airway in obstetric anesthesia. Journal of anesthesia, 2008, 22(1): 38-48.

[21] PILKINGTON S, CARLI F, DAKIN M J, et al. Increase in Mallampati score during pregnancy. British journal of anaesthesia, 1995, 74(6): 638-642.

[22] SURESH M S, SEGAL B S, PRESTOW R L, et al. 施耐德产科麻醉学中文翻译版. 熊利泽,译. 北京: 科学出版社, 2018.

[23] TAN E K, TAN E L. Alterations in physiology and anatomy during pregnancy. Best practice & research. Clinical obstetrics & gynaecology, 2013, 27(6): 791-802.

[24] MUSHAMBI M C, KINSELLA S M, POPAT M, et al. Obstetric anaesthetists' association and difficult airway society guidelines for the management of difficult and failed tracheal intubation in obstetrics. Anaesthesia, 2015, 70(11): 1286-1306.

[25] LAVONAS E J, DRENNAN I R, GABRIELLI A, et al. Part 10: special circumstances of resuscitation: 2015 American heart association guidelines update for cardiopulmonary resuscitation and emergency cardiovascular care. Circulation, 2015, 132(18 Suppl 2): s501-s518.

[26] GOODWIN A P, PEARCE A J. The human wedge. A manoeuvre to relieve aortocaval compression during resuscitation in late pregnancy. Anaesthesia, 1992, 47(5): 433-434.

[27] EMMETT R S, CYNA A M, ANDREW M, et al. Techniques for preventing hypotension during spinal anaesthesia for caesarean section. The Cochrane database of systematic reviews, 2002(3): Cd002251.

[28] QUINN A C, MILNE D, COLUMB M, et al. Failed tracheal intubation in obstetric anaesthesia: 2 yr national case-control study in the UK. British journal of anaesthesia, 2013, 110(1): 74-80.

[29] APFELBAUM J L, HAGBERG C A, CAPLAN R A, et al. Practice guidelines for management of the difficult airway: an updated report by the American Society of Anesthesiologists Task Force on Management of the Difficult Airway. Anesthesiology, 2013, 118(2): 251-270.

[30] BOET S, DUTTCHEN K, CHAN J, et al. Cricoid pressure provides incomplete esophageal occlusion associated with lateral deviation: a magnetic resonance imaging study. The Journal of emergency medicine, 2012, 42(5): 606-611.

[31] NEUMAR R W, OTTO C W, LINK M S, et al. Part 8: adult advanced cardiovascular life support: 2010 American Heart Association Guidelines for Cardiopulmonary Resuscitation and Emergency Cardiovascular Care. Circulation, 2010, 122(18 Suppl 3): s729-s767.

[32] VANDEN HOEK T L, MORRISON L J, SHUSTER M, et al. Part 12: cardiac arrest in special situations: 2010 American Heart Association Guidelines for Cardiopulmonary Resuscitation and Emergency

Cardiovascular Care. Circulation, 2010, 122(18 Suppl 3): s829-s861.

[33] DIJKMAN A, HUISMAN C M, SMIT M, et al. Cardiac arrest in pregnancy: increasing use of perimortem caesarean section due to emergency skills training? BJOG: an international journal of obstetrics and gynaecology, 2010, 117(3): 282-287.

[34] KATZ V, BALDERSTON K, DEFREEST M. Perimortem cesarean delivery: were our assumptions correct?. American journal of obstetrics and gynecology, 2005, 192(6): 1916-1920, 20-21.

[35] EINAV S, KAUFMAN N, SELA H Y. Maternal cardiac arrest and perimortem caesarean delivery: evidence or expert-based? Resuscitation, 2012, 83(10): 1191-2000.

第十八章　新生儿复苏

新生儿是胎儿的延续，其娩出过程经历了由子宫内环境向子宫外环境的过渡，循环系统、呼吸系统、内分泌系统等都会产生较大的变化，并开始建立新的平衡。在此期间，新生儿可能出现低氧、低血容量、低体温等各种问题，需要医护人员进行新生儿复苏，以帮助新生儿渡过这段危险时期。研究发现，85%的新生儿能在10～30 s自发出现自主呼吸，有10%的新生儿需要在物理刺激等初始复苏后才能出现自主呼吸，另外5%左右的新生儿还需要接受正压通气、气管插管等更高级的复苏措施。因此，麻醉医师应熟练掌握新生儿复苏技术，以备随时参与甚至直接负责新生儿复苏工作。

第一节　新生儿病理生理特点

一、循环系统

新生儿娩出后其血液循环由胎儿循环转变为新生儿循环，血流动力学发生了巨大的改变。在胎儿循环下，肺循环压力高，血液几乎不能进入肺循环。血液在胎盘进行氧气交换成为含氧量高的动脉血，经脐静脉、静脉导管、下腔静脉进入右心房。由于卵圆孔正对着下腔静脉入口，这些含氧量较高的血流绝大部分经卵圆孔入左心房、左心室，然后进入升主动脉及其分支，供应大脑、心脏等上半身循环。上半身回流的含氧量较低的静脉血经上腔静脉进入右心房、右心室，大部分经动脉导管从肺动脉进入降主动脉。进入降主动脉的血液一部分进入下半身体循环，然后经下腔静脉回流至右心房；另一部分经腹下动脉、脐动脉回流至胎盘进行氧气和营养物质的交换。

新生儿娩出后，由于肺脏扩张，肺循环阻力和肺动脉压降低，右心排出量绝大部分进入肺循环，使肺血流增加，左心房压上升，导致流经动脉导管和卵圆孔的血流量减少而最终消失，动脉导管和卵圆孔逐渐关闭。如果这一系列肺血管阻力降低的生理变化过程不顺利，新生儿会持续肺动脉高压，当肺循环压力高于体循环压力时，右心室和右心房含氧量较低的静脉血经动脉导管及卵圆孔水平右向左分流，则会引起新生儿低氧血症和酸中毒。

二、呼吸系统

胎儿在子宫内肺部处于压缩状态，并且肺泡内存在大量由胎肺分泌的血浆滤液，约为 30 mL/kg。在分娩过程中一部分肺液被肺泡壁毛细血管吸收；另一部分在阴道分娩过程中受产道挤压被排出。未足月儿和剖宫产分娩的新生儿由于缺乏产道的挤压，娩出后肺部仍然可能存在大量的肺液而影响气体交换，造成新生儿呼吸困难。早产儿咳嗽反射差，肺液不易排出，更容易发生新生儿窒息。

分娩时胎儿体内血液二氧化碳浓度较高，刺激本体感受器，使呼吸中枢兴奋，约在出生后 10 s 内开始第 1 次呼吸。此时新生儿胸膜腔内压开始降低，空气即进入新生儿肺内使肺部扩张，形成了新生儿的功能残气量，有助于新生儿正常呼吸的建立。新生儿一般出生后 90 s 内建立规则呼吸，如出生后 90 s 仍然没有呼吸就存在原发性呼吸暂停或继发性呼吸暂停。新生儿肋间肌薄弱，胸腔较小，呼吸主要依靠膈肌的运动来完成，因此呈腹式呼吸。新生儿这种腹式呼吸通气效能低，呼吸频率较快，通常为 30~60 次/min。早产儿呼吸中枢不成熟，呼吸浅促不规则，常有间歇样呼吸或呼吸暂停现象发生。孕 34 周前出生的患儿，由于呼吸道内肺表面活性物质缺乏，肺泡表面张力高，肺泡易萎陷，常常需要使用糖皮质激素促进胎肺成熟。

三、体温调节

新生儿的体温调节中枢发育不完善，皮下脂肪薄，保暖能力差，体表面积相对较大，若不注意保暖，会因热量散失过多而出现低体温。新生儿低体温会明显增加颅内出血、酸中毒、呼吸异常、低血糖和迟发性感染的风险。由于出生后环境温度明显低于母体内温度，分娩后新生儿没有被及时擦干或周围环境温度过低，都可能导致新生儿低体温。新生儿的主要产热方式为分解棕色脂肪，这是一种非寒战产热机制。对于棕色脂肪储存量少的早产儿和低体重儿，低体温则更加危险，可能发生寒冷损伤，严重者甚至发展为硬肿症。此外，体温过高也会对新生儿不利，会造成神经系统损伤。对于新生儿缺氧缺血性脑病的患儿早期还需要进行亚低温治疗以减少远期神经并发症的发生。新生儿分娩后最佳的温度为 36.5~37.5℃，每降低 1℃，新生儿的并发症发生率增加 28%。

第二节 新生儿复苏前准备

每一次分娩过程都应做好新生儿复苏的准备，包括预留实施复苏的场地、安排有新生儿复苏经验的医护人员、准备好复苏抢救所需的物品和药品。

一、场地

在分娩间内需要预留相对独立的抢救空间，或者在分娩间隔壁设置一个专门的抢救间。在抢救区域内放置辐射台并提前调至合适的温度。

二、人员

胎儿分娩时至少应有1名通过新生儿复苏培训的医护人员在场，其专门负责新生儿的复苏而不参与分娩的其他工作。新生儿复苏通常由专门的儿科医生负责，但在部分医院或当儿科医生不能及时到场时麻醉医师也可负责新生儿的复苏工作。如果已预先评估新生儿有需要复苏的高危因素，那么需要单独的麻醉医师参与新生儿复苏，与负责照顾产妇的麻醉医师不能是同一人。有早产、胎儿宫内缺氧等高危因素的孕妇分娩时需要有儿科医生参加复苏。多胎妊娠的孕妇分娩时，每名新生儿都应有单独的医护人员负责复苏。

三、物品

产房内应有一套单独的新生儿复苏设备，并单独存放。这些物品应包括：M1和M2型号的面罩、氧气源、复苏气囊、吸球、胎粪吸引器、6F和8F的一次性吸痰管、喉镜、0号和1号喉镜片、2.5~3.5号气管导管、金属管芯、负压吸引器、胃管、注射器、听诊器、胶布、血氧饱和度监护仪、T-组合复苏器、脐静脉导管、新生儿保暖设备、三导联心电监护仪（有条件）。

四、药物

新生儿复苏过程中极少用到药物治疗，但还是应准备好最基本的抢救药物，包括：1∶10 000肾上腺素、生理盐水、碳酸氢钠、纳洛酮和10%葡萄糖液。

第三节 新生儿评估

一、产前产时高危因素的评估

10%~15%的新生儿分娩后需要进行某种程度心肺复苏，其中大部分的新生儿复苏可通过产前高危因素评估提前预知。通过评估提前筛选出有复苏高危因素的新生儿，可以更全面地进行复苏前准备和配置足够的复苏人员。如果新生儿在分娩前或分娩过程中存在下列高危因素，那么娩出后需要进行复苏的风险增加，需要提前做好复苏准备。

1. 分娩前的高危因素

妊娠期糖尿病

妊娠期高血压疾病或慢性高血压

孕妇慢性疾病(如心脏疾病、甲状腺疾病、免疫系统疾病、神经系统疾病、肺部疾病、肾脏疾病)

贫血或同种免疫反应

死胎或既往新生儿死亡病史

妊娠中晚期阴道出血

母体妊娠期感染

羊水过多或羊水过少

多胎妊娠

胎儿大小与实际胎龄不符

某些药物治疗(如碳酸锂、镁、肾上腺素受体阻滞剂)

产妇药物成瘾

胎儿畸形

胎动减少

未进行正规产检

2. 分娩期的高危因素

急诊剖宫产

产钳或胎吸助产

非正常先露

早产

急产

绒毛膜羊膜炎

胎心过缓或胎心减速

孕妇全麻分娩

分晚期 4 h 内产妇使用阿片类药物

羊水胎粪污染

脐带脱垂

胎盘早剥

前置胎盘

剖宫产并不是新生儿复苏的高危因素。如果没有变异型胎心异常如胎心过缓或晚期减速，剖宫产的新生儿需要进行复苏的比例都很低。但是急诊剖宫产仍是新生儿复苏的高危因素。此外，择期剖宫产娩出的新生儿出现呼吸系统问题（如新生儿暂时性呼吸急促）的比例高于产道试产后剖宫产娩出的新生儿。

二、新生儿的初始评估

1. 快速评估　《中国新生儿复苏指南》建议新生儿娩出后可以通过以下 4 项指标进行快速初步评估：①足月吗？②羊水清吗？③有哭声或呼吸吗？④肌张力好吗？

如果 4 项指标的答案均为是，则不需要进行复苏；如果 4 项指标中有一项的答案为否，则需要立刻进行复苏。

2. Apgar 评分　新生儿娩出后也可以使用 Apgar 评分进行初步评估（表 18-1）。Apgar 评分是在 1953 年由麻醉医师 Virginiapga 提出的，是目前使用最广泛的分娩过程中的新生儿评估方法，可作为新生儿是否需要复苏的基本依据。这个评分系统通过心率、呼吸、肌肉张力、反射和皮肤颜色 5 项指标来进行评估，每项指标分 0 分、1 分、2 分三类，满分 10 分表示新生儿情况良好，4~7 分表示中度抑制，0~3 分表示情况严重，需要立即开始进行复苏。

Apgar 评分可用于预测新生儿近期死亡率和神经系统严重并发症。研究显示新生儿死亡率与出生后 1 min 的 Apgar 评分成反比。与脐带动脉血 pH 相比，生后 5 min 的 Apgar 评分≤3 分与新生儿期死亡相关性更大。但是 Apgar 评分也存在不足：早产、先天性畸形肌肉神经性疾病、产前用药、分娩时的操作都可能影响 Apgar 评分，一些主观地、错误地判断都可以影响 Apgar 评分。

表 18-1　Apgar 新生儿评分

评分指标	0分	1分	2分
皮肤颜色	青紫或苍白	躯干红，四肢发绀	全身红润
呼吸	无	呼吸浅表，哭声弱	呼吸好，哭声响亮
心率	无	<100次/min	≥100次/min
肌肉张力	松弛	四肢屈曲	四肢自主活动
反射（叩足底或插口咽通气管）	无反应	皱眉	哭，打喷嚏

三、新生儿进一步评估

新生儿经过初步的评估和复苏后，需要进行再次评估以判断复苏效果，并根据评估的结果制订下一步的诊疗计划。进一步的评估包括对呼吸系统、循环系统等方面的评估。

1. 呼吸系统的评估　新生儿正常的呼吸频率为 30~60 次/min，通常在出生后 90 s

内建立规则呼吸。在进行新生儿呼吸系统评估的过程中，要观察新生儿呼吸的频率、节律、胸廓起伏情况，以及新生儿是否存在呼吸窘迫的症状，包括：发绀、呻吟、鼻翼翕动、三凹征、呼吸音不对称。此外，也可以通过监测血氧饱和度来评估新生儿组织氧供的情况。在监测 SaO_2 时，监测探头应放在新生儿的右上肢，这样能更加准确地反映中枢神经系统的氧合状况。因为右上肢的血流是动脉导管前的，供应大脑的血液也是动脉导管前的。

原发性呼吸暂停阶段，给予触觉刺激即可恢复新生儿的呼吸，但继发性呼吸暂停阶段，给予触觉刺激不能恢复新生儿的自主呼吸，需要对新生儿立刻进行复苏。

2. 循环系统的评估　出生时新生儿正常心率范围为 120～160 次/min，早产儿心率可能超过 160 次/min。测量心率有以下几种方法。

(1)触摸脐带的根部来感受脐动脉搏动，但是心率<100 次/min 时难以触摸到脐动脉搏动。

(2)用听诊器直接在心尖区听诊。

(3)直接使用脉氧饱和度监护仪或心电监护仪记录新生儿的心电活动。

与脉搏氧饱和度监测相比，心电监护仪能提供更加持续、准确与快速的心率监测结果，可作为心率监测的首选方法。但是心电图监测不能替代氧饱和度监测的功能。在进行新生儿循环灌注的评估时，可观察是否存在发绀、苍白、皮肤花纹斑、毛细血管灌注时间延长、四肢脉搏弱等循环异常的体征。动脉血压一般不作为新生儿初始评估和复苏开始的评估指标。此外，新生儿存在低血容量时可能没有典型症状，只表现出心率增快或呼吸急促，因此如果发生脐带或胎儿侧胎盘出血且新生儿复苏效果差时，应考虑是否存在低血容量。

第四节　新生儿复苏

一、初步复苏

新生儿娩出后立刻进行快速初步评估：①足月吗？②羊水清吗？③有哭声或呼吸吗？④肌张力好吗？当有一项的答案为否时，立刻进行初步复苏(图 18-1)。

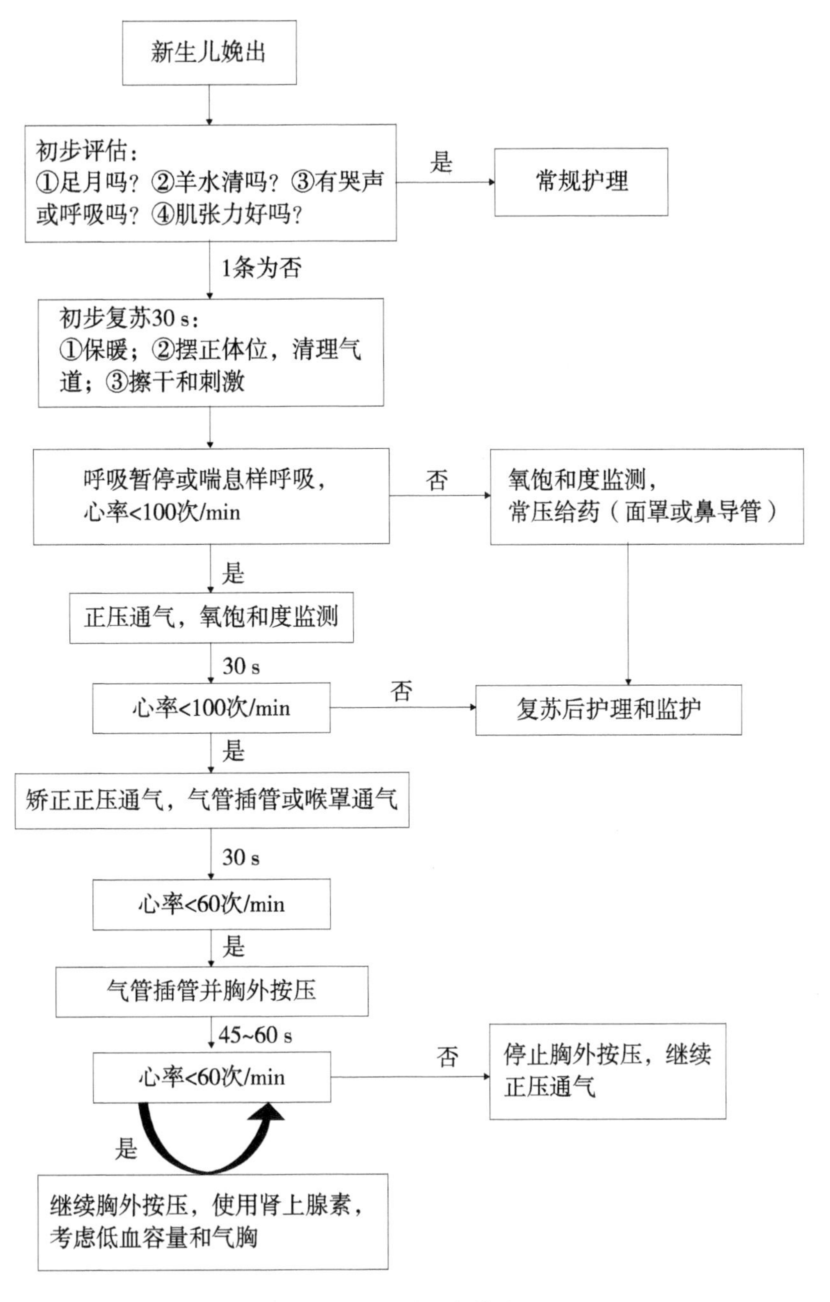

图 18-1　新生儿复苏流程

1. 保暖　新生儿复苏期间最好采用辐射台保温，辐射台温度设置为32~34℃或使腹部表面温度为36.5℃为宜。复苏区域的环境温度应为23~25℃，如为早产儿环境温度应设置为>25℃。此外，新生儿头部所占比例较大，血运丰富，是热量丢失的主要部位，因此新生儿复苏需要特别重视头部的保温。保温的方法包括：用预热毛巾包裹新生儿放在辐射保暖台上，注意头部擦干和保暖，戴帽子以减少头部热量散失。在复苏胎龄<32 周的早产儿时，可将其头部以下躯体和四肢放在清洁的塑料袋内，或盖以塑料薄膜置于辐射保暖台上。保温期间需要注意避免体温>38℃。新生儿体温过高会增加呼吸抑制、新生儿癫痫及远期神经功能异常的发生率。有研究显示，采用头部或全身亚低温疗法能减少缺氧新生儿的脑损伤，但新生儿复苏指南中尚无明确亚低温疗法的建议。

2. 摆正体位　进行新生儿复苏时，应将患儿置于仰卧位，可采用“嗅花位”，即头颈部充分伸展并轻微后仰，使口咽、咽和下咽部在同一平面维持直线位，以充分开放气道。

3. 清理气道　胎儿娩出后，不建议常规吸引气道。负压吸引会使新生儿自主呼吸出现的时间延迟，并可能引起喉痉挛和心动过缓。当新生儿气道分泌物量多或有气道梗阻表现时，可采用吸球或负压吸引管（12F 或 14F）清理口腔和鼻腔分泌物。若采用负压吸引管吸引，吸引器负压不应超过 100 mmHg，每次吸引时间不超过 10 s，以免造成喉痉挛或刺激迷走神经而引起心动过缓和自主呼吸延迟出现。当胎儿在宫内发生缺氧出现羊水胎粪污染时，胎儿娩出过程中可能会将胎粪吸入鼻咽及肺脏造成肺部感染。2015 年，《美国心脏协会：新生儿复苏指南》不再推荐羊水胎粪污染时常规气管内吸引胎粪。而 2016 年《中国新生儿复苏指南》推荐：先评估新生儿有无活力，如新生儿有活力时，继续初步复苏；新生儿无活力时，应在 20 s 内完成气管插管及用胎粪吸引管吸引胎粪。

4. 擦干和刺激　完成上述步骤后，应将新生儿快速彻底擦干，以刺激诱发自主呼吸。如仍无呼吸，用手轻拍或手指弹患儿足底或摩擦背部 2 次以诱发自主呼吸。新生儿在这些触觉刺激后没有恢复自主呼吸表明新生儿处于继发性呼吸暂停，需要正压通气。

二、进一步复苏

1. 鼻导管或面罩流量吸氧　初步复苏 30 s 后，对新生儿进行二次评估呼吸和心率。如果新生儿有自主呼吸，心率>100 次/min，但缺少活力（如 Apgar 评分低于 8 分）或是持续发绀，可以适当采用导管或面罩流量给氧的方法即可，不需要正压给氧。吸氧流量采用 5 L/min，不超过 10 L/min，以避免氧流量过高导致热量散失和新生儿寒冷。一旦新生儿肤色转为红润且生命体征正常，应该逐渐撤离氧气。有条件的医院可在脉搏氧饱和度监测下给氧，一旦达到目标值则降低氧流量直至停止给氧（表 18-2）。停止给氧后即出现发绀的新生儿应继续吸氧以保持红润。在复苏过程中如果新生儿出现呼吸暂停、喘息样呼吸或心率<100 次/min，则需要立刻进行面罩正压通气。特别需要注意的是，对于胎龄<30 周、没有自主呼吸或呼吸困难的早产儿，应尽早使用持续气道正压通气，并根据病情选择性使用肺表面活性物质，以避免肺泡萎陷。

表 18-2　出生后导管前 SpO_2 目标值

出生后时间/min	氧饱和度
1	60%～65%
2	65%～70%
3	70%～75%
4	75%～80%
5	80%～85%
10	85%～90%

2. 气囊面罩正压通气　如果经过初步复苏后，新生儿仍没有自主呼吸则需要立刻进行正压通气。进行面罩正压通气时应选择合适大小的面罩，适当的通气压力、通气频率及氧浓度。

（1）面罩：新生儿进行正压通气应选择合适大小的面罩，以面罩能覆盖鼻、嘴、下巴，但不覆盖眼睛不超出下巴为宜。通常足月儿选择 M2 型号的面罩，早产儿或体重<2500 g 的新生儿选择 M1 型号的面罩。

（2）通气压力：由于新生儿呼吸的建立与功能残气量的形成密切相关，因此进行正压通气时最初的 5 次通气末期应保持持续正压 2～3 s，以促进肺部扩张。能使足月儿肺泡扩张的初始通气压力为 30 cmH_2O，而使早产儿肺泡扩张的初始通气压力为 25 cmH_2O。在进行面罩正压通气时维持通气压力为 20～25 cmH_2O，可确保通气质量和预防气压伤。少数病情严重的新生儿可用 2～3 次 30～40 cmH_2O 压力通气。如使用自动充气式气囊（250 mL），使用前要检查减压阀（35 cmH_2O）。如使用气流充气式气囊，最好配备压力表。新生儿胃部充满氧气等气体，过度膨胀可影响呼吸。因此，如果面罩正压通气时间超过 3 min，应经口插入胃管排出胃内气体。特别注意的是，在进行该项操作时可能会因刺激新生儿咽部而导致反射性呼吸暂停和心律失常。

（3）通气频率：正压通气的频率选择 40～60 次/min，在吸气末伴有一定的吸气间隔时间以预防肺膨胀不全。

（4）氧浓度：对足月儿进行复苏时，推荐使用空气复苏，当空气复苏 90 s 后新生儿状况无改善，立即连接氧气装置继续复苏。高氧浓度环境可以使氧自由基生成增加，加重缺氧复氧性损伤。临床研究显示，使用 100%氧气与使用空气进行新生儿复苏相比，100%氧气复苏的新生儿近期死亡率更高，但远期神经发育情况二者无差异。此外，氧浓度过高可能会增加早产儿视网膜病变和肺中毒的发生。因此，对胎龄低于 34 周的早产儿，复苏初始氧浓度推荐为 21%～40%，并通过空氧混合仪调整给氧浓度使氧饱和度维持在 85%～92%为宜。如暂时无空氧混合仪，可用接上氧源的自动充气式气囊进行正压通气。自动充气式气囊有 4 种氧浓度可供选择：不连接氧源（21%）；连接氧源，不加储氧器(40%);连接氧源,加管状储氧器(90%);连接氧源,加袋状储氧器(100%)。如需进行胸外按压,给氧浓度要提高到100%。

(5)有效通气的判断:有效通气的表现为胸廓起伏良好、心率迅速增快、血氧饱和度上升。如果面罩正压通气达不到有效通气,则需要矫正通气,具体措施包括:调整面罩保证与面部的良好密闭、摆正头位成鼻吸气位、必要时吸口鼻的分泌物、稍张口并下颌向前移动、增加压力使胸廓上抬。

(6)持续气道正压通气(CPAP):与正压通气相比,持续气道正压通气能降低早产儿气管插管的比例和机械通气时间而不影响近期预后。因此,对于有自主呼吸的<32周早产儿,建议使用5 cmH_2O压力的经鼻或经口持续气道正压通气。持续气道正压通气对足月儿复苏的优势尚不清楚。

经30 s有效正压通气后,如有自主呼吸且心率≥100次/min,可逐步减少并停止正压通气,根据脉搏血氧饱和度值决定是否常压给氧;如心率仍<100次/min,可进行气管插管或使用喉罩气道;如心率<60次/min,则应立刻气管插管和开始胸外按压。

3. 建立高级气道　30 s有效正压通气后,如心率仍<100次/min,应考虑建立高级气道进行正压通气,如使用喉罩通气或气管插管。

(1)喉罩通气。当新生儿复苏时如气囊面罩正压通气无效,气管插管失败或不可行,新生儿小下颌或舌体偏大等困难气道情况(如Pierre-Robin综合征和唐氏综合征)时,可采用喉罩通气。喉罩通气多用于出生体重≥2000 g的新生儿。与面罩正压通气相比较,喉罩通气能减少新生儿气管插管和住院留观的比例。

(2)气管插管。气管插管的指征包括:①需要气管内吸引清除胎粪;②气囊面罩正压通气无效或要延长;③胸外按压;④经气管注入药物;⑤需气管内给予肺表面活性物质;⑥特殊复苏情况,如先天性膈疝或超低出生体重儿。

进行气管插管前应准备好适当型号的镜片(早产儿用0号,足月儿用1号)、气管导管(气管导管型号和插管深度的选择如表18-3和表18-4所示),连接好6 F吸引管,调节吸引器的吸引压力到100 mmHg。

表18-3　不同出生体重和胎龄的新生儿适用的气管导管内径

导管内径/mm	新生儿出生体重/g	胎龄/周
2.5	<1000	<28
3.0	≥1000~≤2000	≥28~≤34
3.5	>2000~≤3000	>34~≤38
3.5~4.0	>3000	>38

表 18-4 不同出生体重新生儿气管导管插入深度(上唇至气管导管管端的距离)

出生体重/g	插入深度/cm
1000	6~7
2000	7~8
3000	8~9
4000	9~10

4. 胸外按压　当有效正压通气 30 s 后心率仍<60 次/min，应立刻开始胸外按压，并进行气管插管正压通气，给氧浓度升高为 100%。

新生儿胸外按压的位置为胸骨下 1/3(两乳头连线中点下方)，避开剑突，按压深度约为胸廓前径的 1/3，胸外按压和正压通气的比例应为 3∶1，即每分钟 90 次胸外按压和 30 次正压通气。在按压过程中要注意保证胸廓充分回弹。按压的方法有拇指法和双指法。①拇指法：双手拇指的指端按压胸骨，根据新生儿体型不同，双拇指重叠或并列，双手环抱胸廓支撑背部；②双指法：右手示指和中指 2 个指尖放在胸骨上进行按压。因为拇指法能产生更高的血压和冠状动脉灌注压，操作者不易疲劳，加之采用气管插管正压通气后，拇指法可以在新生儿头侧进行，不影响脐静脉插管，因此是新生儿胸外按压的首选方法。

胸外按压 45~60 s 后进行再一次评估：如心率>100 次/min 并且新生儿开始自发地呼吸，则停止胸外按压并逐渐撤除正压通气；如心率>60 次/min 则中止胸外按压，但仍以每分钟 40~60 次的频率继续进行正压通气；如心率仍<60 次/min，除继续胸外按压外，还需考虑使用肾上腺素。肾上腺素给药首选脐静脉给药，给药剂量为 1/10 000 肾上腺素0.1~0.3 mL/kg。如不能建立脐静脉或其他静脉通路，可选用气管内给药，给药剂量为 1/10 000 肾上腺素 0.1~1 mL/kg。

需要注意的是，新生儿心动过缓通常是由于肺部通气不足或严重缺氧引起的，因此纠正心动过缓的最重要步骤是充分的正压通气，一般不需要使用静脉药物。对于有低血容量、怀疑失血或休克的新生儿，在对其他复苏措施无反应时，可进行扩容治疗。扩容治疗首选生理盐水，首次剂量为 10 mL/kg，经脐静脉或外周静脉 5~10 min 缓慢注射，必要时可重复扩容 1 次。

5. 特殊情况的复苏　如新生儿存在机械性气道梗阻、肺部损伤或心脏疾病的情况，按照上述的复苏流程不能明显改善氧饱和度和心率，应及时进行鉴别诊断，采取有针对性的治疗处理措施。新生儿矫正正压通气后仍无良好的胸廓运动，需考虑患儿是否存在后鼻孔闭锁、皮罗综合征等先天性气道畸形，可放置口咽/鼻咽通气道，甚至使用喉罩或气管插管来改善通气。如新生儿双肺听诊无呼吸音或呼吸音不对称，应考虑是否存在气胸、胸腔积液及膈疝等肺部疾病，通过查体、B 超检查进行鉴别诊断。气胸及胸腔积液的患儿应尽快进行胸腔穿刺等外科处理。此外，经过复苏且通气状况良好，而新生儿仍然持续发绀或心动过缓时，还应考虑是否存在先天性心脏病的可能。

第五节　复苏后监护

复苏后的新生儿可能有多器官损害的危险，待呼吸循环稳定后应转运至新生儿科或监护室继续监护和治疗。新生儿复苏后，监护应关注的内容包括以下几个方面。

1. 体温管理　应将新生儿放置在合适中性温度的暖箱中。对于胎龄<32 周的早产儿可采用塑料袋或保鲜膜进行保温。有中度或重度缺血缺氧性脑病的患儿可进行亚低温治疗。

2. 血糖管理　低血糖与缺血缺氧后不良的神经预后有关，因此一旦完成复苏，应定期监测血糖，低血糖者静脉给予葡萄糖，以避免血糖异常。

3. 继续监测维持内环境稳定，包括血氧饱和度、心率、血压、红细胞压积、血糖、血气分析及血电解质等。及时对脑、心、肺、肾及胃肠等器官功能进行监测，早期发现异常并适当干预，以减少死亡和伤残。

（雷东旭）

参考文献

[1] PEBERDY M A, GLUCK J A, ORNATO J P, et al. Cardiopulmonary resuscitation in adults and children with mechanical circulatory support: a scientific statement from the American Heart Association. Circulation, 2017; 135(1): e1-e20.

[2] 中国新生儿复苏项目专家组．中国新生儿复苏指南(2016 年北京修订)．中华围产医学杂志，2016, 19(7): 481-486.

[3] WYLLIE J, BRUINENBERG J, ROEHR C C, et al. European Resuscitation Council Guidelines for Resuscitation 2015: Section 7. Resuscitation and support of transition of babies at birth. Resuscitation, 2015 (95): 249-263.

[4] ATKINS D L, DE CAEN A R, BERGER S, et al. 2017 American Heart Association Focused Update on Pediatric Basic Life Support and Cardiopulmonary Resuscitation Quality: An Update to the American Heart Association Guidelines for Cardiopulmonary Resuscitation and Emergency Cardiovascular Care. Circulation, 2018, 137(1): e1-e6.

[5] WYCKOFF M H, AZIZ K, ESCOBEDO M B, et al. Part 13: Neonatal Resuscitation: 2015 American Heart Association Guidelines Update for Cardiopulmonary Resuscitation and Emergency Cardiovascular Care. Circulation, 2015, 132(18 Suppl 2): s543-s560.

附录A　国家卫生健康委员会办公厅《关于开展分娩镇痛试点工作的通知》

关于开展分娩镇痛试点工作的通知

（国卫办医函〔2018〕1009号）

各省、自治区、直辖市及新疆生产建设兵团卫生健康委（卫生计生委）：

为贯彻落实《关于印发加强和完善麻醉医疗服务意见的通知》（国卫医发〔2018〕21号）精神，进一步规范分娩镇痛相关诊疗行为，提升产妇分娩镇痛水平，提高围产期医疗服务质量，我委决定在全国开展分娩镇痛试点工作。现将工作方案印发给你们，请遵照执行。各地卫生健康行政部门要切实加强组织领导，结合实际认真组织实施，确保试点工作顺利开展，并及时将试点有关情况报送我委。

国家卫生健康委联系人：医政医管局　丁雯、王斐

联系电话：010-68791885、68791889

中国医师协会联系人：全科与继教部　王振华

联系电话：010-63318368

国家卫生健康委办公厅

2018年11月15日

（信息公开形式：主动公开）

分娩镇痛试点工作方案

（2018—2020年）

为进一步规范分娩镇痛相关诊疗行为，提升产妇分娩诊疗水平，优化与完善医院分娩镇痛的整体管理流程，提高围产期医疗服务质量，制定本方案。

一、工作目标

2018—2020年，在全国范围内遴选一定数量的医院开展分娩镇痛诊疗试点工作（以下简称试点医院）。发挥试点医院的带动和示范作用，以点带面，逐步在全国推广分娩镇痛的诊疗工作。进一步规范分娩镇痛操作技术，提升分娩镇痛的覆盖范围，普及镇痛条件下的自然分娩，降低剖宫产率，增强医疗服务舒适化程度，提高孕产妇就医满意度。加强产房医师团队的急救能力，进一步保障孕产妇安全，降低孕产妇死亡，进一步增强人民群众看病就医获得感、幸福感。

二、试点范围

具备产科和麻醉科诊疗科目的二级及以上综合医院、妇幼保健院或妇产专科医院。

三、组织管理

我委医政医管局负责制定试点工作方案，提出试点医院认定和考核条件，并指导各地开展试点工作。

各省级卫生健康行政部门负责组织实施本地分娩镇痛试点，开展试点医院遴选、认定、培训、指导及考核等工作。

受我委委托，中国医师协会麻醉学医师分会、妇产科医生分会会同中华医学会麻醉学分会，成立分娩镇痛试点专家工作组（以下简称专家工作组），协助我委制订分娩镇痛技术操作规范和管理规范，为地方卫生健康行政部门开展试点工作提供技术支持。

四、试点内容和要求

试点医院应当进一步规范分娩镇痛技术操作，不断完善优化分娩镇痛管理和服务流程，提高医务人员及公众对分娩镇痛的认知度，在保障母胎安全的前提下，普及分娩镇痛技术。重点做好以下工作：

（一）提高分娩镇痛技术水平

1. 按照《分娩镇痛技术操作规范》及《分娩镇痛技术管理规范》的要求，建立分娩镇痛的相关管理制度，完善工作机制，优化服务流程，提高分娩镇痛医疗质量和安全。

2. 开展医护人员定期培训，提高医护人员分娩镇痛的理论水平和操作能力。

（二）提高产妇分娩方式选择的科学性

通过实施分娩镇痛，降低产妇因不能耐受分娩疼痛而行剖宫产分娩的比例，推动剖宫产率逐步下降，提高自然分娩率，进一步提升产妇和新生儿健康水平。

（三）增强医院和相关科室对分娩镇痛的认识

1. 医院应当为分娩镇痛工作提供必要的支持，包括人员、设备设施和必要的政策支持，调动医务人员开展分娩镇痛工作的积极性。

2. 医院应当建立分娩镇痛管理服务团队，加强对相关专业医务人员（麻醉科医师、产科医生、儿科医师、助产士、麻醉科护士、产科护士）的培训和临床演练及考核，使其熟练掌握各种相关紧急情况的应对预案，以及“即刻剖宫产/急救复苏”等紧急情况的处理流程。注意并发症监测和防治能力建设，应当有针对性地建立健全分娩镇痛质量控制体系，提高分娩镇痛的安全性。

3. 相关科室负责人应当加强对分娩镇痛工作的管理和监督，指定专人定期对分娩镇痛实施情况和存在的问题进行评估和反馈，不断改进工作方法，保证分娩镇痛的安全性，提高产妇的舒适度和满意度。

（四）加强对孕产妇及家属的健康宣教

建立孕产妇及其家属的定期宣教制度，采用孕妇学校授课、网络宣传推广、发放宣教手册、设立宣教栏等多种形式、撰写科普书籍，在报纸、广播、电视、互联网等各类媒体进行科普宣传，提高产妇和家属对产痛危害的认识，提高对分娩镇痛的认知度。

（五）发挥试点医院示范带动作用

1. 专家工作组组织“分娩镇痛全国专家巡讲团”，协助地方卫生健康行政部门对试点医院相关科室医务人员进行培训，并组织临床示教。

2. 各试点医院应当定期组织分娩镇痛规范化培训，大力推广分娩镇痛理念，推进试点医院规范开展分娩镇痛。同时，通过帮扶、协作、接收进修等形式，将分娩镇痛技术向其医联体内其他医疗机构推广，发挥试点医院辐射带动作用。

五、实施步骤

（一）筹备启动阶段（2018 年 11—12 月）

1. 我委制定印发试点工作方案。

2. 省级卫生健康行政部门根据试点方案及试点医院标准（见附件 1），组织审核认定试点医院，并将试点医院名单报送我委医政医管局。

（二）组织实施阶段（2019 年 1 月至 2020 年 9 月）

1. 我委印发试点医院名单，各试点医院按照试点工作方案要求开展工作。

2. 省级卫生健康行政部门定期组织对辖区内试点医院进行培训、指导、评估和考核工作（考核要求见附件 1）。专家工作组做好相应技术支持工作。

（三）总结评估阶段（2020 年 9 月至 2020 年 12 月）

省级卫生健康行政部门组织对本辖区试点工作进行自评估；我委组织对全国试点工作进行总结评估，宣传和推广先进典型和经验，进一步在全国推广分娩镇痛。

六、工作要求

（一）提高思想认识、加强组织领导

各级卫生健康行政部门要统一思想，从推动医疗服务高质量发展和不断满足人民日益增长的美好生活需要的高度，充分认识开展分娩镇痛服务的重要性，切实加强组织领导，并积极协调相关部门为试点工作提供收费、医保报销等政策支持。

（二）认真贯彻落实、扎实稳步推进

各级卫生健康行政部门和试点医院要认真贯彻落实文件精神，明确职责，结合本地实际认真组织实施。鼓励试点医院结合自身实际，在确保安全的前提下，创造性地开展工作，探索建立分娩镇痛服务的长效机制。

（三）加强监督指导、确保取得实效

地方各级卫生健康行政部门要适时开展检查指导，认真组织试点评估工作。我委将适时组织对试点工作进行评估，确保试点工作落到实处。

附件：

1. 试点医院基本条件与考核要求
2. 分娩镇痛试点专家工作组成员名单

附件 1

试点医院基本条件与考核要求

一、基本条件

1. 二级及以上综合医院或妇产医院。
2. 具备产科、麻醉科诊疗科目。
3. 具备开展分娩镇痛的专业技术人员。
4. 具有良好的椎管内分娩镇痛基础，椎管内分娩镇痛率≥10%。
5. 医院给予必要的人员、硬件和政策支持。

二、考核要求

试点医院应当在 2020 年底前达到以下要求：

1. 分娩镇痛技术操作和管理符合规范要求。
2. 椎管内分娩镇痛率≥40%。

附件 2

分娩镇痛试点专家工作组成员名单

（按姓氏笔画排序）

一、组长

米卫东　中国医师协会麻醉学医师分会会长、中国人民解放军总医院主任医师
郎景和　中国医师协会妇产科医生分会会长、中国工程院院士、
　　　　北京协和医院主任医师
黄宇光　中华医学会麻醉学分会主任委员、北京协和医院主任医师

二、副组长

张为远　首都医科大学附属北京妇产医院　主任医师
陈敦金　广州医科大学附属第三医院　主任医师
姚尚龙　华中科技大学同济医学院附属协和医院　主任医师

三、成员

丁依玲　中南大学湘雅二医院　主任医师
万小平　上海第一妇婴保健院　主任医师
马玉燕　山东大学齐鲁医院　主任医师
王　丹　陆军军医大学第一附属医院　主任医师
王东信　北京大学第一医院　主任医师
王世宣　华中科技大学同济医学院附属同济医院　主任医师
古　航　海军军医大学长海医院　主任医师
吕改华　山西省儿童医院　主任医师
刘　薇　北京和睦家医院　主任医师
刘志强　上海市第一妇婴保健院　主任医师
刘心国　济南市第五人民医院　主任医师
刘彩霞　中国医科大学附属盛京医院　主任医师
李佩玲　哈尔滨医科大学附属第二医院　主任医师
李爱媛　湖南省妇幼保健院　主任医师

宋兴荣　广州市妇女儿童医疗中心　主任医师
连庆泉　温州医科大学附属第二医院　主任医师
张小兰　甘肃省妇幼保健院　主任医师
张　瑾　石家庄市第四医院　主任医师
杨　孜　北京大学第三医院　主任医师
杨慧霞　北京大学第一医院　主任医师
沈晓凤　南京医科大学附属南京妇产医院　主任医师
陈　叙　天津中心妇产科医院　主任医师
张析哲　赤峰市医院　主任医师
林　元　福建省妇幼保健院　主任医师
林　俊　浙江大学医学院附属妇产医院　主任医师
林雪梅　四川大学华西第二医院　主任医师
赵　平　中国医科大学附属盛京医院　主任医师
胡祖荣　广东省妇幼保健院　主任医师
胡娅莉　南京鼓楼医院　主任医师
钟　梅　南方医科大学南方医院　主任医师
郭瑞霞　郑州医科大学第一附属医院　主任医师
徐铭军　首都医科大学附属北京妇产医院　主任医师
徐丛剑　复旦大学附属妇产科医院　主任医师
高和新　新疆维吾尔自治区妇幼保健院　主任医师
黄绍强　复旦大学附属妇产科医院　主任医师
黄向华　河北医科大学第二医院　主任医师
龚　辉　陕西省西北妇女儿童医院　主任医师
梁　宁　广西壮族自治区人民医院　主任医师
崔满华　吉林大学第二医院　主任医师
路军丽　首都医科大学附属北京朝阳医院　主任医师

附录B　分娩镇痛专家共识(2016版)

为降低产妇的分娩疼痛，提高分娩质量，在确保母胎安全、提高医疗服务质量的前提下，实施分娩镇痛的临床规范化操作及管理，制定如下共识，以指导临床应用。

一、分娩镇痛原则

分娩镇痛遵循自愿、安全的原则，以达到最大限度地降低产妇产痛，最低程度地影响母胎结局为目的。

分娩镇痛首选椎管内分娩镇痛(包括连续硬膜外镇痛和腰-硬联合镇痛)。当产妇存在椎管内镇痛禁忌证时，在产妇强烈要求实施分娩镇痛情况下，根据医院条件可酌情选择静脉分娩镇痛方法，但必须加强监测和管理，以防危险情况发生。

本共识主要针对椎管内分娩镇痛。

二、分娩镇痛前产妇的评估

分娩镇痛前对产妇系统的评估是保证镇痛安全及顺利实施的基础。评估内容包括：病史、体格检查、相关实验室检查等。

1. 病史：产妇的现病史，既往史，麻醉手术史，药物过敏史，是否服用抗凝药物，合并症，并发症等。

2. 体格检查：基本生命体征，全身情况，是否存在困难气道，脊椎间隙异常，穿刺部位感染灶或占位性病变等禁忌证。

3. 相关实验室检查：常规检查血常规、凝血功能；存在合并症或异常情况者，进行相应的特殊实验室检查。

三、分娩镇痛适应证

1. 产妇自愿。

2. 经产科医生评估，可进行阴道分娩试产者(包括瘢痕子宫、妊娠期高血压及子痫前期等)。

四、分娩镇痛禁忌证

1. 产妇拒绝。

2. 经产科医生评估不能进行阴道分娩者。

3. 椎管内阻滞禁忌，如颅内高压、凝血功能异常、穿刺部位及全身性感染等，以及影响穿刺操作等情况。

五、分娩镇痛前准备

1. 设备及物品要求

(1)麻醉机。

(2)多功能心电监护仪。

(3)气道管理用品，包括喉镜、气管导管、口咽通气管、喉罩、困难气道器具等。

(4)吸痰器、吸痰管、负压吸引器。

(5)供氧设备，包括中心供氧、氧气瓶、面罩。

(6)椎管内镇痛穿刺包、镇痛泵。

(7)胎心监护仪、新生儿抢救复苏设备。

(8)加压加热输血设备、加热毯。

(9)抢救车，包括抢救物品及药品。

2. 药品要求　局麻药(利多卡因、罗哌卡因、丁哌卡因、氯普鲁卡因等)，阿片类药物(芬太尼、舒芬太尼等)，配置药品的生理盐水，急救类药品(肾上腺素、脂肪乳剂等)，消毒液，抢救设备及麻醉药品由专人负责维护补充、定期检查并做登记。

3. 场地要求　椎管内分娩镇痛的操作要求在无菌消毒房间实施，严格按照椎管内麻醉穿刺要求规范操作，避免发生感染。

4. 产妇准备

(1)产妇进入产房后避免摄入固体食物，可饮用高能量无渣饮料。

(2)签署分娩镇痛同意书(产妇本人或委托人)。

(3)开放静脉通路。

六、分娩镇痛开始时机

目前，已有大量临床研究及荟萃分析表明，潜伏期开始椎管内镇痛并不增加剖宫产率，也不延长第一产程。因此，不再以产妇宫口大小作为分娩镇痛开始的时机，产妇进入产房后只要有镇痛需求即可实施。

七、分娩镇痛流程

为完善实施分娩镇痛可参考下列步骤(附图 B-1)。

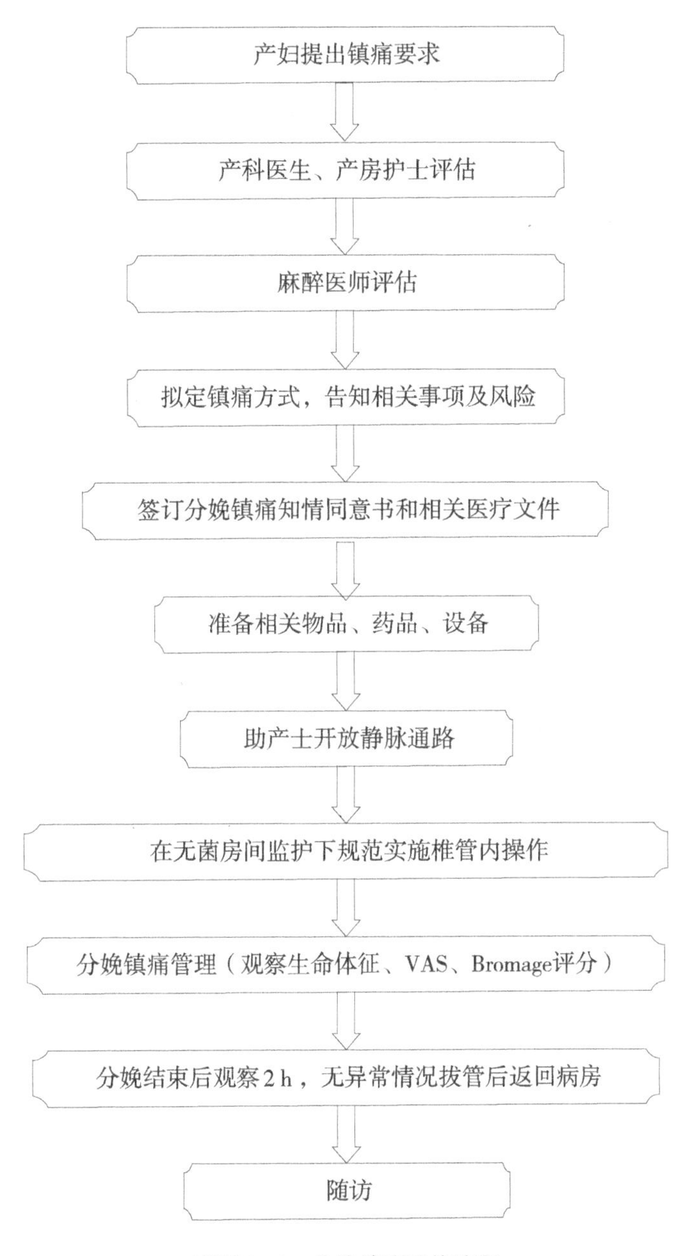

附图 B-1　分娩镇痛实施流程

八、分娩镇痛实施方法

（一）连续硬膜外镇痛

硬膜外分娩镇痛效果确切、对母胎影响小、产妇清醒能主动配合，是目前应用最为广泛的分娩镇痛方法之一，并且当分娩过程中发生异常情况需实施紧急剖宫产时，可直接用于剖宫产麻醉。

1. 操作方法

(1)穿刺过程中监测产妇的生命体征。

(2)选择腰椎$_{2\sim3}$或腰椎$_{3\sim4}$间隙，严格按椎管内穿刺操作规范进行硬膜外穿刺，向头端置入硬膜外导管。

(3)经硬膜外导管注入试验剂量(含1:20万肾上腺素的1.5%利多卡因)3 mL，观察3~5 min，排除导管置入血管或蛛网膜下腔。

(4)若无异常现象，注入首剂量(附表B-1)，持续进行生命体征监测。

(5)测量镇痛平面(维持在胸椎$_{10}$水平)，进行VAS疼痛评分和Bromage运动神经阻滞评分。

(6)助产士常规观察产妇宫缩、胎心改变及产程管理。

(7)镇痛维持阶段建议使用PCEA镇痛泵，根据疼痛程度调整镇痛泵的设置或调整药物的浓度。

(8)观察并处理分娩镇痛过程中的异常情况，填写分娩镇痛记录单。

(9)分娩结束观察2 h，产妇无异常情况离开产房时，拔除硬膜外导管返回病房。

2. 常用分娩镇痛的药物浓度及剂量如附表B-1所示。

3. 推荐给药方案　首剂量后，维持剂量则根据产妇疼痛情况个性化给药，浓度剂量在附表B-1所列范围之内进行调整。PCEA每次8~10 mL，锁定时间15~30 min。

(二)腰-硬联合镇痛

腰-硬联合镇痛是蛛网膜下腔镇痛与硬膜外镇痛的结合，此方法集两者之优点，起效迅速、镇痛完善。

1. 具体操作方法

(1)准备同硬膜外分娩镇痛。

(2)选择腰椎$_{3\sim4}$(首选)或腰椎$_{2\sim3}$，间隙进行硬膜外穿刺。

(3)经腰穿针注入镇痛药，退出腰穿针后，向头侧置硬膜外导管。

附表B-1　分娩镇痛时硬膜外常用药物浓度及剂量

药物	首剂量/(mL·次$^{-1}$)	维持量/(mL·h^{-1})	自控量/(mL·次$^{-1}$)
0.0625%~0.15%罗哌卡因+芬太尼1~2 μg/mL或舒芬太尼0.4~0.6 μg/mL	15~6	15~6	10~8
0.04%~0.125%丁哌卡因+芬太尼1~2 μg/mL或舒芬太尼0.4~0.6 μg/mL	15~6	15~6	10~8

(4)在硬膜外给药之前经硬膜外导管注入试验剂量(含1:20万肾上腺素的1.5%利多卡因)3 mL，观察3~5 min，排除硬膜外导管置入血管或蛛网膜下腔。

(5)镇痛管理同硬膜外镇痛。

2. 推荐蛛网膜下腔注药剂量　见附表 B-2。

附表 B-2　分娩镇痛时蛛网膜下腔注射药物剂量

单次阿片类药物	单次局麻药	联合用药
舒芬太尼2.5~7 μg	罗哌卡因2.5~3.0 mg	罗哌卡因2.5 mg+舒芬太尼2.5 μg(或芬太尼12.5 μg)
芬太尼15~25 μg	丁哌卡因2.0~2.5 mg	丁哌卡因2.0 mg+舒芬太尼2.5 μg(或芬太尼12.5 μg)

蛛网膜下腔注药 30~45 min 后，硬膜外腔用药参照硬膜外镇痛方案(附表 B-1)。

(三)静脉镇痛

当产妇椎管内分娩镇痛方式存在禁忌时，才选择静脉分娩镇痛，但必须根据医院救治条件选择，特别要在麻醉医师严密监测母体和胎儿的生命体征变化，以防危险情况发生。

九、危急情况的处理

1. 分娩镇痛期间，产妇发生下列危急情况之一者，由产科医生决定是否立即启动“即刻剖宫产”流程。

(1)产妇心搏骤停。

(2)子宫破裂大出血。

(3)严重胎儿宫内窘迫。

(4)脐带脱垂。

(5)羊水栓塞。

(6)危及母胎生命安全等情况。

2. 即刻剖宫产流程

(1)由助产士发出危急信号，通知救治团队(麻醉医师、儿科医生、麻醉护师、手术室护师)，同时安置产妇于左侧卧位，吸氧并转送至产房手术室。

(2)麻醉医师在硬膜外导管内快速注入 3%氯普鲁卡因 10~15 mL，快速起效后完成剖宫产手术。

(3)没有放置硬膜外导管或产妇情况极为危急时，采用全麻插管，同时立即给予抗酸药，如口服枸橼酸合剂 30 mL，同时静脉注射甲氧氯普胺 10 mg+雷尼替丁 50 mg。

(4)全麻操作流程参照《产科麻醉剖宫产》全麻部分。

十、分娩镇痛管理

应建立相关的制度，如分娩镇痛工作制度、麻醉药品及物品管理制度、会诊制度、知情同意制度、报告制度等。加强管理和团队协作，方能确保母胎安全。建议如下：

1. 妇产科医生

(1)门诊期间的孕前检查、孕期产检、孕期筛查、分娩镇痛宣教。

(2)入院期间对待产妇分娩方式的评估。

2. 麻醉医师

(1)进行分娩镇痛前的评估工作(可在麻醉门诊或产房进行)。

(2)向产妇及家属介绍分娩镇痛的相关知识，告知风险，签署知情同意书。

(3)专人操作及管理。

(4)运动神经阻滞及疼痛评分，根据产妇疼痛情况调整镇痛药的剂量及浓度。

(5)分娩镇痛期间产妇发生危急情况实施剖宫产手术的麻醉。

(6)参与产妇异常情况的抢救。

(7)完成分娩镇痛的记录。

3. 麻醉科护士

(1)协助麻醉医师完成分娩镇痛的操作。

(2)配置镇痛泵。

(3)巡视观察产妇生命体征、母体的异常情况并及时汇报麻醉医师，协助麻醉医师进行镇痛评分等。

(4)协助麻醉医师完成危急情况“即刻剖宫产手术”麻醉。

(5)登记、收费。

(6)镇痛药物及毒麻药物管理、登记、发放，物品、药品的补充、设备的清洁与保养。

(7)分娩镇痛后对产妇的随访，了解产妇满意度及并发症等。

4. 助产士

(1)开放静脉输液通道。

(2)调整产妇体位为侧卧或半坐位、吸氧，监测产妇生命体征、宫缩、胎心等。

(3)观察产程，调整宫缩。

(4)异常情况报告麻醉医师或产科医生。

(5)条件容许时可增加导乐陪伴分娩。

参考文献

[1] 沈晓凤,姚尚龙.分娩镇痛专家共识(2016版). 临床麻醉学杂志，2016，32(8):816-818.